# ÉTUDE CLINIQUE

SUR

# LA CHOLÉCYSTITE CALCULEUSE

PAR

## Le Docteur J. GUILLEMIN

Ancien interne des hôpitaux de Paris

PARIS

G. STEINHEIL, ÉDITEUR

2, RUE CASIMIR-DELAVIGNE, 2

1899

# ÉTUDE CLINIQUE

SUR

# LA CHOLÉCYSTITE CALCULEUSE

IMPRIMERIE A.-G. LEMALE, HAVRE

# ÉTUDE CLINIQUE



# LA CHOLÉCYSTITE CALCULEUSE

PAR

## Le Docteur J. GUILLEMIN

Ancien interne des hôpitaux de Paris

PARIS

G. STEINHEIL, ÉDITEUR

2, RUE CASIMIR-DELAVIGNE, 2

1899

# ÉTUDE CLINIQUE

SUR

# LA CHOLÉCYSTITE CALCULEUSE

## INTRODUCTION

Aucun ouvrage classique, même des plus récents, ne décrit les symptômes de la cholécystite calculeuse.

L'étude de la colique hépatique et de ses complications tient une grande place : le mot cholécystite calculeuse est prononcé.

Et cependant, dans les services de chirurgie, on diagnostique et on opère des vésicules biliaires calculeuses.

Nous en avons vu diagnostiquer et opérer un certain nombre, nous avons recueilli les observations de ces opérés; et à l'aide d'autres observations qui nous ont été très obligeamment communiquées, ou que nous avons puisées dans des publications diverses, nous avons cherché à faire une description des symptômes de l'affection, à individualiser certaines formes qu'elle peut revêtir.

Faut-il dire que nous croyons avoir donné la description

de la cholécystite calculeuse? Nullement. Ou fait une simple ébauche de la question? Même pas.

Cette étude est divisée en trois parties : la première traite des symptômes et des formes, la seconde du diagnostic, et dans la troisième sont rapportées quelques observations personnelles ou inédites.

# PREMIÈRE PARTIE

## CHAPITRE PREMIER

### Cholécystite calculeuse à forme latente.

Les calculs formés dans la vésicule peuvent y séjourner sans donner lieu à aucun symptôme notable. La production des calculs biliaires, dit Cruveilhier, est une des lésions les plus communes de l'espèce humaine...... Il est rare qu'un calcul urinaire ne se révèle pas pendant la vie par quelques accidents plus ou moins graves, tandis que dans l'immense majorité des cas, les calculs biliaires ne sont reconnus qu'à l'ouverture du cadavre.

Les remarques de ce genre sont très nombreuses : un observateur a trouvé un calcul de cholestérine gros comme un œuf de pigeon, un autre a trouvé deux cent cinquante calculs chez des sujets n'ayant présenté pendant leur vie aucun trouble biliaire. Tous ceux qui ont pratiqué des autopsies ont pu voir combien sont fréquentes les trouvailles des calculs dans la vésicule, surtout chez les vieilles femmes.

Dans ces cas, la vésicule biliaire et les conduits ne sont généralement pas ou peu altérés, macroscopiquement du moins.

Barth et Besnier, dans leur article du *Dictionnaire Decham-bre,* nous citent le cas de Contour, qui a montré à la Société anatomique le résultat des autopsies de deux femmes, qu'il avait faites à la Salpêtrière, et dont la vésicule était remplie et de pus et de calculs. L'histoire clinique de ces malades n'est pas rapportée : existait-il réellement du pus, la question n'a pu être élucidée. Mais il est permis de se demander si, chez ces lithiasiques, une poussée de cholécystite ne s'est pas traduite cliniquement pendant une certaine période de la vie.

Sous l'influence d'un processus inflammatoire chronique, les parois de la vésicule contenant des calculs peuvent se transformer en un tissu fibreux, subir une sorte de rétraction.

La cavité de la vésicule se rétrécit dans tous les sens et ses parois viennent s'appliquer sur les concrétions biliaires qui sont pour ainsi dire enkystées.

Voilà un mode de guérison des calculs qui, emprisonnés dans une membrane inerte, sont mis hors d'état de nuire.

Ces différents processus peuvent expliquer le défaut de réactions de la vésicule par son manque de sensibilité ou par la lenteur que mettent les calculs à se former.

Ce mode d'évolution constitue ce que l'on peut appeler la forme chronique ou mieux latente de l'affection calculeuse de la vésicule.

Mais, la lithiase biliaire possède un domaine pathologique très étendu et elle peut, comme l'a dit Charcot, engendrer toute une iliade de maux.

En effet, les calculs formés dans la vésicule tendent à en sortir et sont expulsés par les voies naturelles, cystique et cholédoque, jusque dans l'intestin grêle. Cette expulsion peut se faire sans que le malade en ait conscience ; le plus souvent, elle se révèle par des phénomènes douloureux avec vomissements, ictère, etc... « C'est la colique hépatique dont l'exagération seule entraîne quelquefois la mort. »

La colique hépatique n'est qu'une manifestation de la lithiase biliaire et elle en est la manifestation la plus évidente. — Le calcul, une fois arrivé dans l'intestin, il y a une trêve momentanée à la douleur.

D'autres calculs existent où d'autres peuvent se reproduire, et les mêmes phénomènes de coliques reparaîtront.

Nous ne nous proposons nullement d'étudier les caractères, ni la symptomatologie de la colique hépatique; nous ne voulons que la mentionner comme manifestation mettant très facilement sur la voie du diagnostic de la lithiase biliaire.

## CHAPITRE II

**Symptômes de la cholécystite calculeuse.**

Les calculs de la vésicule biliaire (nous laissons de côté en ce moment et la forme latente, et la forme où ils se traduisent par des accès francs de colique hépatique) ne donnent lieu le plus communément à aucun symptôme nettement caractéristique.

Il est possible cependant de décrire leur symptomatologie qui se traduit par des signes fonctionnels et des signes locaux.

Le plus souvent, les signes sont vagues, indéterminés d'abord, et plus tard ils deviennent plus ou moins accusés.

Les signes fonctionnels les plus habituels sont les troubles digestifs, la douleur dans l'hypocondre droit, des accès plus ou moins nets, plus ou moins francs de coliques hépatiques, avec ou sans ictère.

Les troubles digestifs manquent rarement. Nous les trouvons dans la plupart de nos observations ; ils sont en général précoces ; ce sont ceux qui, par leur répétition, sont l'indice d'un état pathologique : il s'agit le plus souvent de crises gastriques, accompagnées ou non de nausées et de vomissemeuts, qui réapparaissent avec une périodicité plus ou moins régulière.

D'autres fois, le malade accuse seulement des douleurs au niveau du creux épigastrique, douleurs qui, par leurs caractères, rappellent tout à fait ceux d'une lésion de l'estomac. C'est sur l'estomac qu'est tout d'abord attirée l'attention; tandis que la région de l'hypocondre où siège le mal ne montre ni douleur, ni même la plus petite anxiété apparente. Il est très facile alors de se méprendre et de rapporter à l'action de l'estomac les affections qui paraissent souvent dans ce cas et qui dépendent pourtant de l'état du foie. Quelquefois, à la suite de ces troubles gastro-intestinaux, apparaît soit une teinte ictérique, ou même un ictère prononcé, qui alors font songer à l'examen du foie. Mais il est des cas où il n'y a ni ictère, ni colique hépatique, ni décoloration des selles, et il reste alors un complexus symptomatique gastrique qui peut bien dérouter le clinicien.

Au niveau de l'hypocondre peut exister de la douleur. Les caractères de cette douleur sont très variables.

Tantôt sourde, profonde, continue, elle donne la sensation d'une constriction, d'un poids pesant sur la région hépatique ; elle peut par moments devenir vive, aiguë, lancinante, offrir des exacerbations qui peuvent simuler des coliques hépatiques.

Le plus souvent, l'état général du malade ne semble pas atteint.

L'examen des urines, au point de vue de la présence des peptones et de l'urobiline, peut être d'une certaine ressource pour le diagnostic. On sait que M. Bouchard a décrit une peptonurie hépatique dans les proportions de vingt fois sur 76 malades ayant un engorgement du foie sans fièvre. Chez tous les malades atteints de lithiase, dit Alison, 9 sur 10 dont nous avons examiné les urines, souvent un grand nombre de fois chez le même, nous avons toujours trouvé de la peptone dans l'urine.

Nous avons fait examiner à ce sujet les urines de 5 malades, dont nous donnons les observations : dans ces 5 cas, on a constaté la présence de peptones et l'absence d'urobiline (1).

---

(1) Nous devons à l'obligeance de M. SALVANT, interne en pharmacie à l'hôpital Bichat, l'examen de ces urines.

Voici le procédé employé :

**Recherche des peptones.** — Après avoir constaté que l'urine ne renferme

Nous devons dire que l'examen des urines a été fait chez ces malades à une période où ils n'étaient pas en état de crise.

La recherche de la thyrosine, dans les urines, peut fournir aussi un élément de diagnostic. L'attention n'est peut-être pas suffisamment attirée sur ce signe, dit M. Jeannel (de Toulouse). Quand l'examen microscopique décèle en abondance des cristaux de thyrosine, c'est, pour Frerichs, Schülzen, Riess, un signe quasi pathognomonique d'une lésion de l'appareil biliaire. Dans un cas, dit M. Jeannel, je m'appuyai sur ce signe pour formuler positivement le diagnostic de cholécystite calculeuse.

Les symptômes fonctionnels, l'étude de l'état général du

pas d'albumine, on la soumet aux réactifs suivants : Le réactif de Bouchardat (iode ioduré) n'y donne aucun précipité. Le réactif de Tanret (iodohydrargyrique) y fait naître un léger précipité. Pour caractériser la peptone indiquée par le réactif de Tanret, on la sépare de l'urine au moyen de l'acide phosphotungstique. On additionne 300 centimètres cubes d'urine filtrée de 1/10e d'acide chlorhydrique, puis de la solution de phosphotungstate de soude, tant qu'il se produit un précipité. La solution phosphotungstique est préparée selon la formule :

Phosphotungstate de soude.................................. 25
Acide chlorhydrique........................................ 5
Eau distillée.............................................. 250

Le précipité est recueilli rapidement sur un filtre, puis lavé avec de l'eau contenant 5 pour 100 d'acide sulfurique jusqu'à ce qu'il passe incolore. Encore humide, il est ensuite trituré avec de l'hydrate de baryte en poudre ; on additionne le mélange d'un peu d'eau ; on le chauffe au bain-marie pendant un quart d'heure et on filtre. Une partie de ce liquide est additionnée dans un tube à essai de trois gouttes d'une solution de sulfate de cuivre à 1 pour 100, puis de dix gouttes de soude caustique au 1/10e. On obtient nettement la réaction du biuret, coloration violet améthyste, caractéristique des peptones.

**Recherche de l'urobiline.** — Cent centimètres cubes d'urine sont additionnés de trois gouttes d'acide sulfurique, puis de sulfate d'ammoniaque à saturation. Après agitation du mélange et repos de deux heures, le liquide est jeté sur un filtre sans plis, et le dépôt est lavé avec une solution saturée de sulfate d'ammoniaque acidulée par l'acide sulfurique.

Le filtre essoré entre des doubles de papier à filtrer, on le fait digérer à une douce chaleur (50°) avec de l'alcool à 95° légèrement ammoniacal. La solution alcoolique précédente est examinée au spectroscope : on ne constate pas la bande d'absorption placée sur la raie F du spectroscope, — on constate alors l'absence d'urobiline.

malade, peuvent, nous venons de le voir, ne pas donner beaucoup de renseignements.

Voyons maintenant ce que donne l'examen local :

La vésicule biliaire contenant des calculs se traduit par une tumeur visible, ou du moins perceptible, qui, bien que peu ou pas douloureuse, a attiré l'attention du malade, et quelquefois même a été le seul signe apparent, le seul signe qui l'ait déterminé à se faire examiner. Mais la tumeur peut ne pas exister.

« Dans ces cas, dit Souville, le diagnostic est alors d'une extrême difficulté ; la paroi est souple, non soulevée, la main, tant à la palpation profonde qu'à la palpation superficielle, ne sent rien : le bord du foie est normal, il n'est ni abaissé, ni remonté ; la région est souple, la peau ne présente rien de spécial. Le champ est alors ouvert aux conjectures et les erreurs d'interprétation des signes fonctionnels ne sont pas rares.

« Le meilleur signe qu'on peut avoir, dans ce cas, s'obtient en exerçant avec le doigt une pression sur le point précis où siège d'ordinaire la vésicule. »

Ce point correspond au bord externe du muscle droit de l'abdomen et est immédiatement sous les côtes.

« Le malade, dit-il, ressent alors à ce moment une vive douleur, comparable à celle qu'il éprouverait si on lui enfonçait à ce niveau une épine dans les chairs. »

Cette comparaison est peut-être un peu exagéree ; mais on peut comparer la douleur produite à la douleur provoquée par la pression au point de Mac Burney dans l'appendicite.

Il est un autre signe que nous avons constaté, et que nous retrouvons dans la plupart de nos observations : c'est le signe du ballottement. Il faut rechercher la sensation de ballottement non pas par une pression exercée dans le triangle costo-vertébral, comme s'il s'agissait d'un rein, mais par le soulèvement de l'espace costo-iliaque. Nous reviendrons sur ce signe du ballottement à propos du diagnostic des tumeurs du rein.

Dans les cas où il n'y a pas de tumeur, il faut donc rechercher ces deux signes : douleur et ballottement.

Étudions maintenant les caractères de la tumeur :

A l'inspection de la région de l'hypocondre droit, on voit cette région déformée, et on y constate un soulèvement de la paroi : la région paraît plus ou moins saillante, plus ou moins bombée. Quant aux caractères de la peau, ils sont normaux.

Il est des cas où la tumeur est très nettement visible sous la paroi.

C'est par la palpation qu'on recueillera la plus grande partie des renseignements : la tumeur est d'un volume variable, de la grosseur d'une noix à celle d'une tête de fœtus, et même davantage. Elle est recouverte dans sa moitié interne par le muscle droit de l'abdomen. C'est une tumeur circonscrite, généralement bien limitée, arrondie quelquefois, le plus souvent piriforme, lisse, régulière et de consistance dure. Elle n'est généralement pas fixe, à moins qu'il n'existe de très grandes adhérences ; le plus souvent, elle est mobile. Cette mobilité se perçoit facilement : quand la tumeur est apparente et se dessine bien sous la paroi, on la voit suivre les mouvements d'ascension ou d'abaissement de la glande hépatique pendant l'inspiration ou l'expiration. Il est toujours possible de se rendre compte de cette mobilité par une palpation un peu profonde, en saisissant bien la tumeur — mobilité qui existe évidemment pour toute tumeur qui attient au foie — en faisant respirer fortement le sujet.

A côté de cette mobilité physiologique, on peut provoquer des mouvements. Ces mouvements sont seulement des mouvement latéraux et des mouvements de bas en haut, mais non de haut en bas. En dedans, on peut la déplacer jusqu'à la ligne médiane ; mobile aussi en dehors, on peut de bas en haut la refouler légèrement sous le foie. On ne peut pas la mobiliser de haut en bas. Les déplacements latéraux qu'on lui fait subir facilement lui donnent un mouvement de battant

de cloche, facile à voir et à sentir, l'extrémité inférieure de
la tumeur décrivant un arc de cercle. On sent d'ailleurs par
la palpation profonde, dans la plupart des cas, une sorte de
pédicule, de grosseur variable, qui relie la tuméfaction à la
masse hépatique. La palpation, les mouvements provoqués ne
sont pas ou peu douloureux.

A la percussion, on constate de la matité, matité limitée et
correspondante à la tumeur. La percussion profonde dénote
l'existence du pédicule, quand il est assez gros; mais souvent
on constate une zone de sonorité entre la tumeur et la région
hépatique.

Dans la plupart des cas, la tumeur est apparue et s'est
développée progressivement, tantôt à la suite de coliques
hépatiques plus ou moins répétées, de jaunisse ou de
douleurs plus ou moins vagues à la région de l'hypocondre.
Mais il n'est pas rare que la malade l'ait découverte par
hasard et qu'elle ait grossi et fait son évolution sans douleur
ni réaction sur l'état général.

Ces symptômes constituent le tableau clinique de la forme
ordinaire de la cholécystite, nous les trouvons dans la plupart
de nos observations personnelles et dans beaucoup d'observations que nous avons parcourues.

Nous allons voir dans les chapitres suivants quelles autres
formes plus rares peut revêtir cette affection.

# CHAPITRE III

## Cholécystite typhoïde.

La cholécystite peut apparaître, à titre de complication, au cours ou pendant la convalescence de la fièvre typhoïde ; elle peut apparaître aussi plusieurs mois ou plusieurs années après la convalescence.

Cette cholécystite n'est pas fréquente comme complication de la dothiénentérie, et le plus souvent il s'agit d'une cholécystite non calculeuse.

Husson, Archambault, ont observé, au cours de fièvre typhoïde chez des enfants, des signes de douleur au niveau de l'hypocondre droit, symptômes qui avaient attiré leur attention. A l'autopsie, ils ont trouvé des ulcérations des plaques de Peyer, une vésicule remplie de pus, et ne contenant pas de calculs.

Fauraytier cite le cas d'une femme qui, pendant la convalescence, est prise de douleurs à l'hypocondre droit et d'ictère. A l'autopsie, on a trouvé des ulcérations de l'intestin grêle. De plus, dit l'auteur, il y avait, dans le foie, plusieurs abcès contenant un pus phlegmoneux. Dans l'un de ces abcès était renfermé un calcul biliaire. Il y avait aussi des calculs dans la vésicule du fiel et dans les canaux cholédoque et hépatique.

Hagenmüller a rassemblé 18 observations de cholécystite typhoïde. Quatre des malades ont guéri ; quatorze sont morts. Les autopsies ont montré que, dans ces quatorze cas, une seule vésicule contenait des calculs.

Rilliet et Barthez, Colin, Lafon ont rapporté aussi des exemples d'infection de la vésicule d'origine typhoïde.

Gilbert et Girode ont observé les premiers la suppuration de la vésicule biliaire due au bacille d'Eberth : il s'agit d'une cholécystite suppurée trouvée à l'autopsie d'un sujet mort de fièvre typhoïde.

Deux ans après, Chiari a rapporté le cas d'un enfant de douze ans, atteint de fièvre typhoïde, dont la cause de mort a été la cholécystite suppurée qui a provoqué une péritonite aiguë avec pneumonie lobaire terminale. L'examen microscopique et bactériologique du pus et de la vésicule, examen fait avec toutes les précautions usitées en pareil cas, a montré que le bacille, qui se trouvait à l'état de culture pure dans la vésicule, était le bacille d'Eberth ; que le micro-organisme qui se trouvait dans l'épaisseur des parois de la vésicule était le même bacille d'Eberth et qu'en un mot il s'agissait d'une cholécystite typhique suppurée.

Sur trois cas observés par Hanot, deux fois c'est pendant la convalescence qu'apparurent les signes de colique hépatique, ictère, décoloration des selles, douleurs à l'hypocondre droit, vomissements bilieux. Un troisième mourut au quinzième jour de sa fièvre typhoïde, sans avoir présenté de symptômes de lithiase : la vésicule renfermait huit calculs contenant des bacilles d'Eberth, à l'état de pureté, dans leur intérieur.

Chez 19 lithiasiques, 13 femmes et 6 hommes, Dufourt a trouvé l'existence d'une fièvre typhoïde antérieure. Chez douze, la première colique hépatique survint moins de six mois après la terminaison de la maladie primitive. Mais cette dernière était achevée chez tous ; il y avait eu un intervalle d'apyrexie assez prolongé, Il s'agissait le plus souvent de dothiénentérie à forme grave, mais n'ayant pas présenté de symptomatologie hépatique spéciale ; dans un cas seulement, il y eut pendant le cours de la maladie, un peu de douleur dans la région de la vésicule, une légère teinte subictérique, et le médecin traitant porta le diagnostic de cholécystite. Cela fut très passager. Les coliques hépatiques apparurent seulement deux mois après.

Chez les sept autres malades, il y eut plus de six mois d'intervalle entre la dothiénentérie et la première colique hépatique.

Dans une étude récente sur la cholécystite, Camac rapporte six cas dus à des observateurs différents : tous les malades sont morts au cours de la maladie, et chez tous a été constatée la présence du bacille d'Eberth.

Ramond et Faitout ont donné une observation où l'étiologie et la marche de la lithiase sont assez nettes. Voici cette observation résumée :

Obs. — *Angiocholécystite à bacille d'Eberth*, par Ramond et Faitout.
(*Société de Biologie*, 1896.)

Femme de 30 ans.

Aucun antécédent lithiasique jusqu'à 24 ans.

A ce moment, fièvre typhoïde grave qui dure 3 mois.

Quinze jours après, prise subitement de violentes douleurs dans la région de l'hypocondre droit avec irradiations. Diagnostic de colique hépatique porté par un médecin.

Un mois plus tard, nouvelles douleurs, moins vives qu'au début et quelques frissons.

Elle rentre à l'hôpital le 1er octobre 1896.

A ce moment, la malade souffre d'une série de coliques hépatiques. Vomissements muqueux et bilieux. Ventre météorisé et douloureux, surtout au niveau de la vésicule. Léger subictère des muqueuses. Matières non décolorées, les urines ne contiennent pas de pigments. La température oscille entre 38° et 39°. On fait le diagnostic d'angiocholécystite. L'épreuve du séro-diagnostic reste négative.

Vomissements persistent, alimentation impossible.

Opérée par M. Quénu.

La vésicule contient une bile séro-purulente et six calculs.

L'ensemencement de la bile et de deux calculs donne la réaction du bacille d'Eberth.

Pas de germe typhique au centre du calcul.

Les accidents lithiasiques survenus 15 jours après la guérison ont donc duré six ans, jusqu'à l'intervention chirurgicale.

Lancereaux cite le cas rapporté par Von Dungern, d'une femme de 46 ans, atteinte de fièvre typhoïde en 1882 et qui

en 1887 fut opérée de cholécystite, que l'examen bactériologique fit savoir être du bacille d'Eberth.

Nous avons observé un cas (obs. II) où le début des accidents
est apparu peu après la convalescence. Il s'agissait réellement d'une cholécystite à bacille d'Eberth.

En résumé, la cholécystite typhoïde calculeuse n'est pas
très fréquente : les observations jusqu'à présent n'en sont
pas très nombreuses.

Une grande difficulté embarrasse le diagnostic quand elle
apparaît pendant la période fébrile, avant la convalescence :
d'abord parce qu'elle est rare et ne se présente guère à l'esprit
du médecin, et ensuite parce qu'elle n'ajoute que très peu
au tableau déjà si chargé de la maladie principale.

Quand elle apparaît au cours de la convalescence, l'étude
des symptômes devient plus facile : le malade a commencé
à recouvrer sa sensibilité normale et provoque désormais lui-
même les recherches à la moindre douleur qu'il ressent.

La lithiase se développant quelques mois après la convalescence, ou quelques années, est souvent due au bacille
d'Eberth, ainsi qu'en font foi les examens bactériologiques.

Le cas que nous venons de rapporter de Ramond et Faitout,
et notre observation (n° II), le prouvent. Mais nous avons pu
voir une malade (obs. III), chez laquelle les accidents lithiasiques ont paru peu après la convalescence, alors qu'il n'y en
avait jamais eu avant : l'opération fut faite, et l'examen bactériologique décela du coli-bacille dans le liquide de la
vésicule et au centre des calculs, et pas de bacille d'Eberth.

Nous venons de voir la cholécystite calculeuse au cours,
pendant la convalescence et consécutivement. Mais il n'est
pas impossible que l'infection typhoïde ait son foyer primitif dans la vésicule biliaire, ainsi qu'il semble résulter de
cette observation qu'a publiée très récemment Robert T.
Morris : « Le 21 décembre 1898, j'ai été appelé en consultation par le D^r R.E. Doran de Willard-State hospital, pour voir

M. J. L. B..., âgé de 26 ans, qui, 48 heures avant, avait été subitement pris d'une douleur aiguë au-dessous du bord inférieur du rebord costal droit, avec une température de 102 F., mais apparemment sans accompagnement de frissons. Constipation jusqu'au jour de mon arrivée. A l'examen, on palpait facilement au niveau de la vésicule biliaire une masse et la péritonite semblait avoir à ce point son maximum d'intensité. Nous diagnostiquons empyème de la vésicule et nous opérons. Le péritoine était fortement congestionné et couvert de fausses membranes dans la région de la vésicule biliaire. La vésicule biliaire était distendue par un mélange de mucosités verdâtres filantes, et d'un pus épais, jaune, lié.

Je n'avais pas avec moi de tubes à culture et, à mon grand regret, aucun examen bactériologique du pus ne fut fait. Drainage de la plaie et de la vésicule biliaire avec une petite mèche.

Fermeture de l'incision, sauf pour le passage de la mèche. Le soir du jour de l'opération T=103 F. et le lendemain matin 100 F. Pouls = 88. Respiration = 24. Le soir du deuxième jour après l'opération, T = 106. Jusqu'à ce moment, pas de garde-robes, mais deux lavements de sel d'Epsom donnèrent un certain nombre de selles liquides et les symptômes de l'infection, qui avait été dangereusement progressive, diminuent vite. Après ceux-ci survinrent les symptômes de fièvre typhoïde et la maladie prit la marche typique d'une fièvre typhoïde avec guérison au bout de quatre semaines, sauf pour une petite fistule biliaire qui se fermait spontanément, d'après ce que m'a dit dernièrement le Dr Doran.

## CHAPITRE IV

### Cholécystite calculeuse et angiocholite.

Que les calculs biliaires occupent la vésicule, le foie, ou les conduits, ils sont des causes fréquentes d'angiocholécystite.

« Dans 74 cas, dit Courvoisier (1), où il y avait inflammation purulente des voies biliaires, 57 fois (soit 77 pour 100) on peut incriminer comme cause étiologïque directe ou indirecte la cholélithiase, naturellement en ce sens que les concrétions ont déterminé l'irritation première des canaux, qui ont suppuré secondairement par infections microbiennes particulières. Dans 17 cas (23 p. 100), il s'agissait d'échinocoques, d'ascarides et de carcinose des voies biliaires.

Parmi les 57 cas d'angiocholite ou plutôt d'hépatite calculeuse, il en est quatre où l'autopsie ne montra point de calculs, il ne restait que des traces de leur existence antérieure qui se traduisaient par des fistules vésico-duodénale ou une oblitération du canal cholédoque. Il est encore un cinquième cas où le diagnostic, porté seulement pendant la vie, incriminait avec assez de vraisemblance un calcul comme cause de la suppuration.

Dans les 52 autres cas, on trouva des concrétions dans des points quelconques du système biliaire, à savoir :

Dans la vésicule biliaire et le cystique seulement.. 12 fois.
Dans la vésicule biliaire, l'hépatique et le cholédoque
    en même temps............................. 18 —
Dans l'hépatique et le cholédoque seul........... 22 —

(1) Courvoisier. *Pathologie und Chirurgie des Gallenwege.* Leipzig, 1890, p. 78.

Il s'ensuit donc que dans le cas de calculs du tractus hépatico-cholédoque, plus souvent que dans les cas de calculs de la vésicule et du cystique, il exista une angiocholite et hépatite suppurées. De plus, il ressort que dans le cas où la vésicule a été le point de départ de la suppuration, celle-ci s'est propagée directement au foie par continuité (7 cas), ou aux plus fins radicules biliaires par l'intermédiaire du canal cystique ou du tronc du canal hépatique.

La suppuration d'origine calculeuse peut ne se révéler par aucun signe appréciable; elle peut être masquée par des maladies concomitantes, mais elle survient généralement chez un malade qui a eu une ou plusieurs coliques hépatiques, des accès de fièvre plus ou moins rapprochés, des troubles digestifs, des douleurs au niveau de l'hypocondre. Ces accidents se répètent un certain nombre de fois, laissent entre eux des intervalles plus ou moins espacés. — L'amélioration peut être telle que le malade se croit guéri et peut de nouveau reprendre ses occupations. Mais les troubles ne disparaissent pas complètement; et bientôt une nouvelle attaque reparaît.

La fièvre manque rarement et peut revêtir trois types: le premier type, fièvre hépatalgique de Charcot, accompagne la crise de colique hépatique. Les trois stades (frissons, chaleur et sueurs), peuvent exister nettement. Quelquefois l'accès se traduit seulement par des frissons.

Le second type est la fièvre intermittente hépatique de Monneret et Charcot, ou fièvre bilio-septique de Chauffard. Ici, le frisson est très violent, suivi du stade de chaleur et de sueurs parfois profuses. — L'accès dure en tout six heures et davantage et peut se reproduire avec une périodicité régulière. Dans l'intervalle, la température retombe à la normale.

Le troisième type affecte la forme de fièvre rémittente, quelquefois la forme continue.

Les angiocholécystites calculeuses s'accusent souvent par

des signes évidents, dont la signification est encore éclairée par les antécédents du malade. Un individu « (Gilbert et Fournier) (1) ayant eu à différente reprises des coliques hépatiques, présente à la suite d'une nouvelle crise, des phénomènes de rétention biliaire ; bientôt la fièvre se montre sous ses formes, intermittente ou rémittente, avec les troubles concomitants de l'état général et des signes locaux plus ou moins nets, liés à la péritonite périhépatique, et péricholécystique, à la tumeur biliaire. C'est là un type assez fréquent, surtout dans les observations chirurgicales, type complet au point de vue symptomatologique, et qui ne prête que rarement à l'erreur ».

Dans les trois observations de M. le Professeur Terrier, que nous reproduisons plus loin, nous trouvons cette évolution et des symptômes accusés, fièvre, frisson, ictère qui ont fait faire le diagnostic.

Grâce à l'ouverture de la cavité de la vésicule, les calculs sont enlevés, l'écoulement de liquide et de bile septique peut se faire, ainsi que la désobstruction des voies biliaires accessoires, et l'on ne peut plus dire que « la mort est la conséquence presque fatale de l'angiocholite suppurative calculeuse » (Jules Magnin).

OBSERVATION. — *Calculs biliaires. Cholécystite et angiocholite. Ictère, Cholécystostomie. Guérison.* (Résumée) (2).

M^me H..., 43 ans. Réglée à 13 ans. Mariée à 20 ans. Depuis, bon état général.

Il y a 15 ans, elle souffrit pendant trois ou quatre ans de gastralgie ; de plus, bourdonnements d'oreilles et vertiges qui ont cessé il y a six ans.

Le 17 novembre 1894, apparition brusque d'une crise de coliques hépatiques qui dura une heure. Le 6 janvier 1895, seconde crise qu'on prend

(1) GILBERT et FOURNIER. *Traité de médecine de Brouardel et Gilbert*, t. V, page 134.

(1) F. TERRIER. Traitement chirurgical de l'angiocholite et de la cholécystite infectieuses. *Revue de chirurgie*, décembre 1895, pages 966 à 986.

comme la précédente pour des troubles de gastralgie. Le 10, troisième crise hépatique très intense. Le lendemain, le Dr Pellereau constate un pouls régulier et une température normale ; pas d'ictère, douleurs intenses au niveau de l'hypocondre droit avec irradiations. Vomissements bilieux, langue saburrale ; on sent la vésicule à la palpation. Ni sucre, ni albumine dans les urines.

Le 13, coloration jaune des conjonctives et des téguments.

Le 16, un peu de fièvre.

Les crises hépatiques persistèrent quotidiennement jusqu'au 3 février.

Le 8 février, léger malaise et frisson.

Le 9, l'ictère, disparu depuis le 6, reparaît ; foie et vésicule gonflés et douloureux, état fébrile assez intense qui va persister jusqu'au jour de l'opération. La température oscille entre 38°,4 et 39°,6.

Le 28, je vis la malade pour la première fois : ictère presque noir, état général des plus sérieux, faiblesse extrême et amaigrissement considérable. Foie gros, vésicule facile à sentir et douloureuse. Urines rares, colorées par la bile. Température : 39° et pouls 120.

Vu les antécédents de coliques hépatiques indiscutables, vu l'apparition des accidents fébriles après un frisson, survenu pendant une crise hépatique, vu surtout la persistance de la fièvre depuis dix-neuf jours, c'est-à-dire depuis le frisson initial, je n'hésitai pas à diagnostiquer une angiocholite. infectieuse, d'origine calculeuse et je conseillai l'intervention chirurgicale consistant à ouvrir la vésicule, à donner issue aux calculs qu'elle renfermait et surtout à faciliter l'écoulement au dehors de la bile infectée, en un mot une cholécystotomie, suivie de cholécystostomie.

*Opération* le 4 mars 1895, par M.M. TERRIER et HARTMANN. — Légères adhérences de la vésicule aux parties voisines et en particulier à l'épiploon. Bile jaune-vert retirée de la vésicule par aspiration, ainsi que de nombreux calculs. — Drain dans la vésicule allant jusqu'au col.

Suites opératoires bonnes et guérison.

OBSERVATION II. — *Lithiase biliaire. Obstruction du cystique. Angiocholite probable. Cholécystostomie.* (Résumée.)

Mme T..., 48 ans. Souffre depuis 1873 de prétendues névralgies intercostales, à droite et de crises gastralgiques avec parfois vomissements.

En 1887, une crise douloureuse assez forte l'oblige à garder le lit, et l'on constate à la suite dans les selles la présence de sable. Dans les années suivantes, on observe fréquemment des paroxysmes douloureux à début brusque, au niveau de l'hypocondre, et des troubles digestifs.

En 1893, véritable accès de colique hépatique accompagnée de fièvre.

En 1894, nouvelle crise, et l'on trouve alors à droite, au-dessous du rebord des fausses côtes, au niveau du bord externe du muscle droit, une tumeur arrondie, du volume d'une pomme, dont la pression réveille de très vives douleurs.

En 1895, les crises se multiplient, s'accompagnent fréquemment d'accès de fièvre irréguliers.

Plus tard, accès de fièvre de plus en plus fréquents, le foie augmente de volume, la vésicule est toujours perceptible.

Hanot et Terrier voient la malade en mai et font le diagnostic de cholécystite et d'angiocholite probablement calculeuses.

L'intervention a lieu le 26 mai 1895. (M. TERRIER et M. MONPROFIT.)

Vésicule contient du muco-pus et plusieurs calculs, grosseur de noisette, et un plus gros qu'une noix. Cholécystostomie. Drain. Bonnes suites opétoires. Guérison.


OBSERVATION III. — *Lithiase biliaire.* — *Cholécystite et angiocholite. Cholécystostomie. Guérison.* (Résumée.)

Femme de 34 ans. Entrée à l'hôpital Bichat le 8 juin.

Rien du côté des antécédents héréditaires.

Une grossesse normale à 21 ans.

Il y a neuf ans, conctracture hystérique du membre inférieur gauche qui dure un an.

En 1885, douleurs gastriques assez vives, avec vomissements qui se répètent plusieurs fois.

En 1889, douleurs après le repas au creux épigastrique avec irradiations vers l'hypocondre droit, non accompagnées de vomissements.

A partir de 1872 jusqu'en 1894, huit ou dix attaques de coliques hépatiques (accompagnées de léger ictère, décoloration incomplète des selles, et coloration marquée de l'urine).

En août 1894, saison à Vichy.

Fin de l'année 1894, les attaques deviennent fréquentes avec accès fébriles : frissons, chaleur et sueur.

En 1885, les douleurs, l'ictère, les accidents fébriles augmentent ; du 30 mai au 7 juin, la température oscille entre 38° et 40°.

L'opération est faite le 14 juin 1895.

Vésicule congestionnée et saignante, contient six calculs assez volumineux, dont l'ablation est suivie d'un écoulement abondant de bile.

Bonnes suites opératoires et guérison.

Dans ces trois observations, on voit bien la marche de la cholécystite calculeuse avec angiocholite : l'évolution clinique de la maladie se fait assez lentement ; série d'attaques de coliques hépatiqnes, troubles gastriques, douleurs à l'hypocondre puis accidents fébriles, ictère qui, si l'on n'intervient pas, amènent un état général sérieux, avec faiblesse et amaigrissement considérable.

## CHAPITRE V



**Ictère inflammatoire (d'origine calouleuse).**

La lithiase de la vésicule se traduit fréquemment, dit Lancereaux, par la tuméfaction de ce réservoir et par des douleurs répétées ; celle du canal cystique, par des douleurs assez semblables, sans ictère, avec diminution de la vésicule du fiel.

Le plus souvent, en effet, l'ictère, chez un calculeux, est dû à l'oblitération du cholédoque par un calcul.

Dans une publication récente (1), Riedel estime que dans dix pour cent des cas, il peut y avoir un ictère, — qu'il appelle ictère inflammatoire par opposition à l'ictère lithogène — et qui est dû à la présence de calculs dans la vésicule et dans le cystique.

' « Cet ictère, dit-il, s'explique par la propagation du processus inflammatoire de la vésicule par le cystique jusqu'au foie. Aussi, je propose d'appeler cet ictère « *inflammatoire* » en opposition à l'ictère purement lithogène, dû à la présence d'un calcul dans le cholédoque.

« L'ictère, ayant son point de départ dans une vésicule enflammée, est le plus souvent moins intense que l'ictère purement lithogène. Mais, le plus souvent, il ne dure que quelques jours. Cependant, dans certains cas, il peut être très prononcé et durer des mois entiers, et quand il y a oblitération du cystique, il peut même revêtir la forme d'ictère intense. Le contenu de la vésicule est le plus souvent normal.

Comme cet ictère inflammatoire n'est pas reconnu par tout le monde, je vais donner quelques observations :

(1) RIEDEL. *Mitteilungen aus den Grenzgebieten der Medicin und Chirurgie*, 1898.

## OBSERVATIONS (1)

### OBSERVATION — RIEDEL, n° 58.

Femme de 52 ans. Entrée à l'hôpital le 18 janvier 1892. Bien portante jusqu'en septembre 1891, époque à laquelle elle fut prise, à une heure du matin, de coliques hépatiques, vomissements abondants. Ces douleurs siègent dans la région épigastrique et s'irradient à gauche. Elles durent trois jours. Les vomissements cessent petit à petit. L'enveloppement chaud et la morphine réussissent à calmer la douleur ; cependant la malade reste trois semaines au lit.

Pas d'ictère. Après cette attaque, la malade ne se trouve pas aussi bien qu'avant. Pas de douleurs nettes, mais faiblesse et abattement. L'appétit persiste, mais la malade maigrit. Le 20 novembre 1891, nouvelle attaque de coliques hépatiques, mais moins violente que la première et sans vomissements. Les jours suivants, la sclérotique devient jaunâtre. Un ictère assez violent, avec démengeaisons, apparaît, sans cependant s'accompagner de douleurs appréciables. Jusqu'à présent, l'appétit est resté bon, mais la malade a maigri de trente livres. — Jamais de calculs, dit-elle, dans les selles.

*État actuel.* — Femme fortement ictérique, paraissant souffrante, encore assez grasse. Figure amaigrie, émaciée, complétement blanche.

Examen de l'abdomen négatif.

Foie non perceptible à cause de l'épaisseur des parois.

Vésicule non palpable. Pas de douleur spontanée ni provoquée.

Pas d'albumine, mais pigments biliaires abondants dans les urines. Selles incolores. Pas de liquide dans le ventre, ce qui permet d'éliminer d'emblée, avec une certitude presque absolue, un néoplasme malin.

Le 23 janvier 1892, laparotomie, afin, si besoin est, d'enlever en un temps les calculs de la vésicule et du cholédoque.

Après incision cutanée, couche épaisse, graisseuse, de trois centimètres environ. Incision le long du bord du grand droit.

Péritoine jaunâtre.

Vésicule biliaire, de couleur blanc jaunâtre, sans adhérences.

Rapprochement de la vésicule à la paroi, à laquelle on la suture.

Le 4 février, deuxième temps de l'opération.

Incision de la vésicule.

---

(1) Nous devons la traduction de ces trois observations à notre ami F. CRESSON, externe des hôpitaux.

On y trouve 1,020 calculs dont 15 gros comme la moitié d'une cerise. les autres extrêmement petits. Pendant une demi-heure on les évacue avec une curette arrondie et l'on sent encore dans la profondeur un calcul un peu plus volumineux. On l'élimine, pas d'écoulement de bile.

Trois jours après, écoulement peu abondant de bile dans le pansement.

Le 9 février, diminution marquée de l'ictère.

Disparition des démangeaisons.

Le 15 février, première selle colorée.

Le 20 février, dispariton de l'ictère.

Plus de symptômes, pouvant faire penser à un calcul du cholédoque.

Bonnes suites opératoires.

CONCLUSIONS. — La malade avait donc un calcul oblitérant du col de la vésicule et chaque fois qu'on trouve, dans une opération sur la vésicule biliaire qui contient de la sérosité, un calcul oblitérant semblable, on peut être presque certain qu'il n'existe plus aucun calcul dans la profondeur. En effet, si la malade avait eu un calcul dans le cholédoque, jamais elle n'aurait recouvré la santé; car, dans ce cas, le calcul aurait sûrement bougé, et la malade n'a jamais eu dans la suite aucune colique. Son ictère intense était donc un ictère purement inflammatoire.

OBSERVATION . — RIEDEL, n° 115. — *Type d'ictère prononcé consécutif à une inflammation suppurée de la vésicule.*

Femme de 34 ans. Entre à l'hôpital le 24 avril 1894. — Souffre de l'estomac depuis douze ans, et notamment ressent des douleurs dans tout l'abdomen. Les douleurs commencent souvent dans la région du foie avec irradations.

Pertes de connaissance, vomissements, diarrhée.

Les attaques deviennent de plus en plus violentes, et se répètent quelquefois deux ou trois fois par jour.

En août 1893, attaques répétées de coliques hépatiques. Ictère, urines foncées, selles argileuses.

*État actuel.* — Amaigrie, visage souffrant, peau sombre, sans cependant être ictérique.

Pas d'albumine. Pas de tumeur proprement dite.

Douleurs violentes à la pression, sous le bord antérieur du foie.

*Opération*, le 22 avril 1894. — Estomac et duodénum adhérents à la vésicule biliaire et au foie par un tissu lardacé.

A gauche de la ligne médiane, entre le foie et l'estomac, apparaît du pus, avec une masse blanc grisâtre. Évacuation du pus et de cette masse.

En bas, la vésicule adhère fortement au rein par un tissu lardacé purulent. Par une séparation de ces deux organes, le rein tombe un peu en arrière. Dénudation de la vésicule. Ponction. Incision.

Évacuation de cinquante centimètres cubes d'un liquide bilieux purulent, puis, extraction d'environ 100 petits calculs, enfin de trois gros calculs avec facettes. Ensuite, écoulement de traces de bile.

Canal cholédoque difficile à isoler. On arrive sur un tissu qui réunit le duodénum au hile hépatique. On n'arrive pas à sentir le cholédoque.

Cholécystostomie. Drain.

30 avril. Bile dans le pansement.

1ᵉʳ mai. Vomissements abondants :

Le 3 mai. Ictère.

Dans ce cas, il y avait donc des adhérences par diapédèse, tellement le processus inflammatoire de la vésicule était intense, et l'inflammation s'était manifestée sous la forme d'une infiltration des tissus et propagée au canal cystique et aux autres voies biliaires. Elle explique également l'ictère qui a reparu le 3 mai, cet ictère post-opératoire pouvant être expliqué par des vomissements excessifs.

OBSERVATION. — RIEDEL, n° 162.

Femme de 27 ans. Entre à l'hôpital en juillet 1896. Légères coliques hépatiques depuis plusieurs années, à la suite de mouvements violents, d'une marche un peu prolongée, se manifestant sous forme de tiraillements, et accompagnée de céphalalgie presque journalière.

Vésicule nettement perceptible depuis deux ans.

*Opération*, le 1ᵉʳ août 1896. Grosse vésicule distendue, molle, adhérente en bas à l'épiploon, en haut au duodénum.

Incision, évacuation de sérosité et de 20 à 30 petits calculs. Au niveau du col, calcul plus volumineux, fixé (par la coudure du col de la vésicule). Après libération du duodénum, on voit par transparence le calcul, à travers la paroi de la vésicule très amincie (début de fistule cystico-duodénale. On broie le calcul avec le doigt, et on en élimine les fragments. Aussitôt après, écoulement de bile. Cholécystostomie, drain.

Bonnes suites opératoires.

Ablation du drain fin du mois d'août.

Le 18 septembre, malaise. T. = 37°,5 le soir.

Le 9, T. matin 37°,3. Soir 38°,4.

Le 10, ictère appréciable. Nouveau drainage. Écoulement assez abondant de bile.

Le 12, disparition de l'hyperthermie et de l'ictère.

Le 4 octobre 1897, plus de douleurs, ni de céphalalgie. La malade continue d'aller bien.

Au milieu du mois de novembre, la guérison paraît définitive.

Comme dans l'observation n° 115, dit Riedel, l'ictère s'explique par propagation de l'inflammation de la vésicule aux autres voies biliaires.

Il ajoute qu'il pourrait rapporter des cas de propagation de l'inflammation de la vésicule biliaire calculeuse au canal cystique, au cholédoque, au canal de Wirsung par voie rétrograde, d'où à la tête du pancréas qui, formant tumeur, comprime le cholédoque, déterminant ainsi un ictère par rétention.

Pour Riedel, il y a de grandes difficultés à distinguer l'ictère inflammatoire d'origine calculeuse de l'ictère purement lithogène.

Cependant, dans la plupart des cas, l'ictère inflammatoire est peu intense et de peu de durée. L'ictère lithogène est plus prononcé et d'une durée plus longue, mais le contraire peut exister.

W. Petersen (1) insiste beaucoup aussi sur la différence entre l'ictère inflammatoire et l'ictère lithogène. Dans 118 observations de calculs biliaires, dit-il, nous n'avons rencontré l'ictère que dans 61 cas, l'ictère manquant dans les 57 autres, et parmi les 118 cas, il y eut 29 fois ictère inflammatoire, et parmi ces cas, 7 fois il fut intense.

(1) PETERSEN. *Beiträge zür klinischen Chirurgie*, 1899.

21 fois, il y eut ictère lithogène, et 14 fois très intense. Le pronostic de cet ictère est très important; car, parmi les 7 cas d'ictère inflammatoire intense, une fois il fut suivi de mort.

Parmi les 14 cas d'ictère lithogène intense, 4 fois il fut suivi de mort.

# CHAPITRE VI

### Cholécystite calculeuse à forme aiguë (péritonite, appendicite).

Il est des cas où l'inflammation de la vésicule, sous l'influence des calculs qu'elle contient, se traduit par les signes d'une affection aiguë.

Ces cas sont rares. Il s'agit de malades chez lesquels les antécédents sont muets le plus souvent : santé généralement bonne, quelquefois des troubles gastriques, rien qui ait jamais attiré l'attention sur le foie.

La maladie peut débuter brusquement, et revêtir le masque d'une péritonite ou d'une appendicite. Ces cas sont utiles à connaître pour se garder autant que possible des erreurs de diagnostic auxquels ils donnent lieu. M. le Professeur Terrier a publié (1) une observation que nous reproduisons :

Obs. — *Inflammation et dilatation de la vésicule avec calculs biliaires, prise pour une lésion inflammatoire du cæcum et de l'appendice. Cholécystectomie partielle et cholécystostomie*, par F. Terrier. Observation due à M. le Dr Cazalis (de Cannes).

La mère Ste-A..., âgée de 35 ans, est religieuse dans un ordre où la vigueur physique est nécessaire : toutes les matinées sont employées en visites fatigantes chez les pauvres, les après-midi en travaux moins pénibles dans l'intérieur du couvent.

Elle jouissait d'une santé remarquablement bonne, ne se plaignant que très rarement de douleurs abdominales très supportables, auxquelles elle n'attachait aucune importance.

(1) *Gazette hebdomadaire de médecine et de chirurgie*, 21 décembre 1895, n° 51, p. 603.

La malade eut un ictère il y a sept ans, mais sous l'influence d'une grande frayeur, et il ne s'accompagna d'aucune douleur pouvant ressembler à une colique hépatique. Dans les couvents où cette religieuse a vécu jusqu'à présent, elle a été considérée comme étant d'une bonne santé. Cependant, au mois de décembre 1893, elle se plaignit de dyspepsie et de battements de cœur. Malgré un traitement banal cet état dyspeptique persista tout en s'atténuant. Un frère est mort tuberculeux.

Le 7 janvier 1894, elle tomba subitement malade, fut prise de fièvre, de vomissements bilieux, de douleurs abdominales très vives, ayant leur centre dans la fosse iliaque droite. On constata alors en ce point une tumeur allongée de bas en haut, occupant la place du cæcum, tumeur fort douloureuse, et on conclut, en la rapprochant des autres symptômes, qui étaient ceux d'une péritonite localisée, à une typhlite avec menaces de pérityphlite. Deux jours après, la malade fut montrée au docteur Pouzet (de Cannes), qui fit le même diagnostic.

Le traitement consista en l'administration de calomel, puis de naphtol, et en applications de pommades calmantes et de cataplasmes. Les phénomènes aigus durèrent une semaine, en diminuant peu à peu d'intensité, puis ils disparurent.

Mais la tumeur persista, très nette, au niveau du cæcum, allant en s'atténuant peu à peu, à mesure qu'on remontait le long du côlon ; la constipation s'établit et l'haleine devint d'une remarquable fétidité. L'appétit était très médiocre.

Les choses restèrent en cet état pendant les semaines qui suivirent. La malade pouvait se lever, mais ne pouvait marcher sans de grandes souffrances. Il n'y avait aucune fièvre, mais de l'inappétence, de la constipation et toujours grande fétidité de l'haleine. La tumeur restait la même. Je priai le professeur Terrier de venir voir la malade, ce qu'il fit le 30 mars 1894 ; son diagnostic fut identique au nôtre ; il pensa comme nous à des accidents de pérityphlite, et conseilla une intervention chirurgicale.

Après cet examen, l'état empira, la tumeur devint un peu plus volumineuse et s'étendit jusqu'au premier coude du côlon, affectant absolument la forme du côlon ascendant induré et enflammé ; l'appétit était presque nul, la malade maigrit notablement ; le côté droit de l'abdomen était assez douloureux pour que la marche fût impossible.

Cet état fort inquiétant persista jusque vers le 5 mai 1894, mais à cette époque les douleurs abdominales s'amendèrent et disparurent très rapidement, si bien que la malade put se lever et marcher. La tumeur elle-même se modifia en ce sens qu'elle diminua en hauteur de près de moitié, et elle n'était plus nettement perçue qu'à la partie inférieure, partie qui sem-

blait correspondre au cæcum. De plus, sur cette tumeur se sentait une
induration très accusée, oblique en bas et en dedans, offrant la forme d'un
petit cordon très dur et qui semblait être l'appendice augmenté de volume.
C'est dans ces conditions que la malade vint à Paris et entra dans la mai-
son des religieuses du T. S. Sauveur pour y être opérée.

A son arrivée, la malade fut examinée de nouveau avec soin et on constata en effet une très notable diminution en hauteur de la tumeur de la
fosse iliaque droite ; de plus, cette tumeur était bien moins douloureuse
et pouvait être facilement explorée.

Le diagnostic de typhlite tuberculeuse, auquel on avait pensé jadis, fut
écarté en tenant compte et de l'état général et de la diminution considérable de la tumeur locale qu'on supposa d'origine purement inflammatoire,
c'est-à-dire une appendicite avec retentissement du côté de l'épiploon.

*Opération*, le 1er juin 1894, par MM. Terrier et Hartmann. — On
trouve une vésicule allongée, jusqu'au voisinage de l'arcade crurale, avec
de très fortes adhérences à des anses d'intestin grêle et à la paroi abdominale. Bonnes suites opératoires et guérison.

(Nous ne donnons pas l'observation opératoire.)


On voit par la marche de l'affection que tous les phénomènes
généraux et locaux plaidaient en faveur d'une lésion du
cæcum ou de l'appendice.

En 1897, à la Société de chirurgie (1), M. Gérard Marchant a
rapporté un cas de cholécystite calculeuse suppurée suraiguë.
Il s'agit d'une femme qui, depuis trois ans, était sujette à des
vomissements brusques, survenant deux ou trois heures après
le repas, et s'accompagnant de vives douleurs au creux
épigastrique.

Soignée dans un service de médecine, elle était convalescente
et devait quitter l'hôpital quand elle fut prise de phénomènes
péritonéaux graves. Ventre ballonné, vomissements, temp.
39°,8, pouls petit, filiforme, facies grippé et yeux excavés. Quelle
était l'origine de cette péritonite, appendicite, perforation de
l'estomac, rupture de la vésicule ? La laparotomie fut faite :
rien du côté de l'appendice, ni des autres organes, vésicule

(1) Gérard Marchant. *Bull. et Mém de la Société de chirurgie*, t. XXIII,
1897 (304), séance du 21 avril.

contenant 250 grammes de pus (à coli-bacille), et un petit calcul de la grosseur d'une noisette.

La cholécystite suraiguë, dit M. Gérard Marchant, peut donc prendre le masque de la péritonite par perforation, et il y a là pour le chirurgien un premier enseignement. Ces accidents, que j'ai nommés péritonitiques, ne sont pas de la péritonite à proprement parler, il n'y avait pas de péritonite au sens propre du mot. Il me semble qu'il y a plus que du péritonisme, il y a peut-être déjà une infection de la cavité péritonéale, sans effraction, une véritable transsudation microbienne.

Nous avons pu observer une malade sur laquelle nous n'avons que la courte observation suivante ; il n'y avait chez elle non seulement pas d'antécédents de lithiase biliaire, mais aucun antécédent morbide ; les symptômes avaient fait croire à une collection suppurée dans la fosse iliaque droite.

Obs. — M^me G..., née D..., 35 ans, entre à l'hôpital Bichat, salle Chassaignac, le 3 mars 1898.

Le 28 février, elle est prise brusquement, le soir après dîner, de vives douleurs dans la fosse iliaque droite. — Ces douleurs persistent, les deux jours suivants, un peu moins vives, mais accompagnées à plusieurs reprises de vomissements verdâtres.

Le lendemain, température 38° le matin et 38°,2 le soir. La douleur de la fosse iliaque persiste toujours, exagérée à la pression.

Pas de douleur aux autres points de l'abdomen. — La langue est sale, les lèvres sèches. Les vomissements ont un peu diminué de fréquence.

*Opération* le 5 mars, par M. TERRIER. — On trouve le foie débordant les fausses côtes et une vésicule distendue et très allongée qui contient 150 grammes de liquide louche et deux calculs de la grosseur d'un petit pois. Cholécystectomie partielle et cholécystostomie. La malade quitte l'hôpital le 9 avril et a été revue plusieurs mois après, complètement guérie.

Dans les antécédents personnels, absolument rien à signaler.

Très bonne santé antérieure. — Plusieurs grossesses normales, à terme ; la malade nourrissait encore son dernier né au moment des accidents qui l'ont fait entrer à l'hôpital.

# CHAPITRE VII

## Cholécystite calculeuse accompagnée de grosses masses épiploïques.

L'inflammation développée autour d'une vésicule calculeuse, peut se propager à l'épiploon adhérent et déterminer la production de véritables tumeurs d'épiploïte chronique qui occupent une bonne partie de l'abdomen. Les symptômes sont souvent réduits à peu de signes : douleurs abdominales avec vomissements simulant plus ou moins une péritonite, douleurs au niveau de l'hypocondre droit. C'est alors qu'on voit apparaître une tumeur en cette région, mais elle ne présente plus les caractères que nous avons donnés plus haut.

Située au bord externe du grand droit, sous-jacente à la paroi abdominale, elle est peu mobile et très mal limitée. Les contours en sont indécis, et la tumeur fait corps avec la face profonde de la paroi abdominale.

L'évolution de la tumeur peut donner lieu à un phlegmon de la paroi, lequel, ouvert à la peau, a donné lieu à une fistule par laquelle on a vu s'évacuer des calculs biliaires. Quelques observations en sont rapportées dans la thèse de Deschamps (1886).

L'observation suivante, communiquée par M. Hartmann à la *Société anatomique* en 1891, nous montre cette forme.

Obs. (Résumée.) — B..., 42 ans. Bonne santé jusqu'à 1888.

Un après-midi, à cette date, accès de fièvre, frissons, douleurs abdominales violentes, l'obligent à s'aliter.

Ces douleurs sont sans localisation nette.

Les jours suivants, un peu d'ictère.

Tous les deux mois; des douleurs localisées surtout à la partie droite de l'abdomen reparaissent et obligent le malade à garder le lit pendant quelques jours. Il constate, à droite de l'ombilic, une tuméfaction qui durcit au moment des poussées douloureuses.

Lorsque B... entre à l'hôpital (mars 1891), nous constatons l'état suivant : il existe dans le flanc droit, atteignant en bas la partie supérieure de la fosse iliaque, remontant en haut jusqu'à l hypocondre droit, et empiétant légèrement en dedans sur la région ombilicale, une tuméfaction qui semble faire corps avec la face profonde de la paroi. Cette tuméfaction est mal circonscrite et on en apprécie très difficilement les limites. Elle est un peu sensible à la pression prolongée, on ne la retrouve pas en arrière dans la fosse lombaire et le palper ne permet pas de dire qu'il existe là une tumeur dans le sens propre du mot. A ce niveau existe une submatité, qui est séparée de la zone de matité hépatique par une bande plus sonore, paraissant répondre au côlon transverse. La matité hépatique n'est pas augmentée.

Par une palpation profonde, on trouve à cette tuméfaction une sorte de pédicule qui remonte jusque sous la face inférieure du foie, pédicule dur et douloureux à la pression.

En présence de ces symptômes, on pensa qu'il s'agissait d'une péritonite localisée autour ou plutôt au-dessous de la vésicule biliaire, les accidents racontés par le malade plaidant bien en faveur d'une cholécystite et d'une péricholécystite probablement calculeuse.

Il existait aussi de la dilatation d'estomac.

Bon état général.

Le 2 avril 1891, laparotomie (Terrier et Hartmann).

Une fois le péritoine ouvert, on tombe sur des adhérences de l'épiploon et de l'angle droit du côlon transverse à la paroi abdominale antérieure.

Ces adhérences libérées, on en sent d'autres plongeant dans le flanc et remontant vers le foie.

Vésicule petite, adhérente de tous côtés, profondément cachée sous le foie, extrêmement difficile à atteindre et contenant plusieurs calculs.

Mort le 5 avril. Autopsie a été faite.

La tumeur perçue sur le vivant était constituée par l'épiploon, chroniquement enflammé, épaissi, induré et formant par son adhérence à la paroi et aux anses intestinales voisines une sorte de tumeur mal limitée, submate, descendant jusqu'à la partie supérieure des fosses iliaques.


C'est une masse épiploïque de ce genre que décrit Jeannel

dans l'observation suivante (*Archives provinciales de chirurgie*, 1896):

Obs. — *Cholécystite calculeuse. Epiploïte. Voies biliaires principales libres. Cholécystostomie. Guérison.* (Résumée.) — Femme de 29 ans, dont la maladie remonte au mois d'octobre 1893.

Pas d'antécédents pathologiques. Quatre grossesses normales. Elle eut à ce moment une série d'accès de fièvre intermittente (?) pendant quinze jours. Aussitôt après, survinrent de vives douleurs dans le flanc droit et la fosse iliaque droite, douleurs très aiguës, accompagnées de vomissements porracés, de ballonnement du ventre, d'anurie et d'absence d'évacuation intestinale.

Au bout de quatre jours, sous l'influence de purgations répétées, une débâcle eut lieu, et tout rentra dans l'ordre. Le ventre étant assoupli, le médecin traitant reconnut alors, dans l'hypocondre droit, la présence d'une tumeur mal limitée, du volume d'un œuf, douloureuse, à la palpation, qu'il localisa sur l'extrémité supérieure du côlon ascendant Peu à peu cette tumeur s'accrut sans autres accidents du reste, mais occasionnant une pesanteur et même une douleur constante, mais spontanée, surtout exagérée par le conctact des vêtements. Lorsque je vis la malade, elle ne se plaignait de rien, si ce n'est de la douleur qu'elle ressentait dans le flanc et l'hypocondre droit. — Toutes ses fonctions s'accomplissaient bien. Constipée, elle n'avait point d'ictère et ses matières fécales étaient de couleur ordinaire.

Urines normales et ne contenant pas de bile.

Comme elle était un peu obèse, on sentait assez difficilement, sous le rebord costal du côté droit et même l'épigastre une tumeur sans limites précises, diffuse, mate, élastique, occupant la région de la vésicule, mais se prolongeant en bas jusque dans la fosse iliaque droite.

La matité hépatique se confondait en avant et en bas avec la tumeur ; mais en haut elle ne remontait pas plus haut qu'à l'état normal.

Je ne formulai pas de diagnostic, mais je crus indiqué d'intervenir.

*Opération*, le 20 mars 1894. — On trouve un épiploon épaissi, enflammé, adhérent intimement au fond de la vésicule et à la paroi abdominale antérieure, constituant une masse plus volumineuse qu'un gros œuf.

La vésicule contient une trentaine de calculs, dont quatre gros comme une noisette.

Bonnes suites opératoires. Guérison.

Il peut arriver que l'évolution de la maladie, l'âge de la

malade et l'état de cachexie où elle se trouve fassent penser à une affection maligne du foie et de l'estomac. L'observation que nous donnons plus loin (n° VI) en est un exemple.

Nous ne parlerons pas des calculs et du cancer de la vésicule biliaire. On trouve habituellement des calculs biliaires (14 fois sur 15 cas, th. de Bertrand), et il est probable que l'apparition du cancer précède la formation des calculs (Dieulafoy).

Les calculs biliaires existent dans l'enfance et dans la jeunesse; on les a même trouvés chez le nouveau-né. — Nous ne traitons pas davantage cette question sur laquelle Gourdin-Servenière, et plus récemment Wendel, se sont étendus.

# DEUXIÈME PARTIE

## Diagnostic.

### Signe du ballottement. Insufflation. Plan incliné. Phonendoscopie.

Nous avons exposé plus haut les caractères que présente une vésicule biliaire calculeuse quand elle se manifeste par une tumeur de l'hypocondre droit.

Beaucoup de tumeurs de différente nature s'observent en cette région. Nous ne les décrirons pas et nous ne chercherons pas à faire le diagnostic différentiel de toutes ces tumeurs. Ce serait sortir de notre sujet.

Nous allons seulement chercher à résoudre cette question : avec quoi peut-on confondre une vésicule biliaire. Le plus souvent, et de nombreuses observations en font foi, une vésicule a été prise pour un rein, ou réciproquement ; quelquefois elle a été confondue avec une tumeur du pylore.

Comment peut-on distinguer une vésicule biliaire d'un rein (rein mobile ou tumeur du rein)? On a beaucoup écrit à ce sujet : en France, les thèses de Denucé, de Buret, celle, plus récente, de Le Lionnais, pour n'en citer que quelques-unes ; à l'étranger, des publications de Ziemmsen, Graham, Rheinstein, etc. (dont nous donnons les indications à l'index bibliographique.

Ziemmsen, cité par Mayo Robson, a proposé de distendre le côlon avec de l'air ou de l'acide carbonique introduits par le rectum. Si la tuméfaction est le rein, il est repoussé loin vers la région lombaire. Si, au contraire, il s'agit de la vésicule biliaire, elle est repoussée en avant et en haut. Mais ce procédé peu pratique est quelquefois infidèle. Mayo Robson nous dit n'en avoir pas eu un bon résultat quand il l'a employé dans un cas difficile : il s'agissait d'une tumeur du rein, et le côlon, une fois distendu, l'avait appliqué contre la face inférieure du foie.

Malgré cet insuccès, Mayo Robson estime que le procédé pourra éclaircir ordinairement les difficultés dans le diagnostic.

Graham conseille d'interroger longuement le malade ; il estime que les meilleurs signes seront fournis par les renseignements. Cependant, dit-il, la vésicule biliaire suit les mouvements de la respiration, son extrémité inférieure est mobile ef son extrémité supérieure fixe.

Rheinstein conseille la palpation de la région, le malade étant dans la position debout.

Henry Morris nous dit que, par la palpation et la pression, le rein a une tendance à rentrer à sa place normale, à y sauter comme un ressort, tandis que la vésicule tend vers la paroi abdominale.

Mac Donald résume ainsi les différences entre le rein mobile et la vésicule distendue :

La vésicule est une tumeur arrondie, mobile, en connexion avec le foie, et présentant des mouvements de battant de cloche ; elle suit les mouvements respiratoires ; jaunisse dans les antécédents. Après émission de beaucoup d'urine, si la tumeur diminue subitement, c'est un rein. Si, après des garde-robes mastic, la tumeur diminue et les selles redeviennent colorées, c'est une vésicule.

Enfin, quelquefois le palper fait sentir la collision des pierres.

Disons ici que ce signe est rare. Jean-Louis Petit a décrit dans les cas de réplétion de la vésicule par des calculs, « un bruit semblable à celui que feraient des noisettes renfermées dans un sac ». Il est rare qu'on puisse avoir cette sensation. « Cependant, dit Courvoisier, Oppolzer, Félizet, Socin, moi-même, avons pu faire mouvoir et crépiter des calculs dans la vésicule. »

Enfin, Peabody estime que les difficultés sont très grandes entre le rein, la vésicule, le kyste hydatique, l'estomac, et qu'il n'y a guère que les antécédents des malades qui puissent renseigner à ce sujet.

Ces auteurs, on le voit, se basent sur les antécédents et les signes fonctionnels, mais non sur les signes objectifs.

Il en est un cependant d'une haute valeur, c'est le *signe du ballottement*. Le ballottement du rein est différent du ballottement de la vésicule biliaire.

Le premier a son maximum quand on le provoque par une pression exercée dans le triangle costo-vertébral, le second quand on exerce la pression dans l'espace costo-iliaque.

« Toute tumeur, dit M. Hartmann (maladies des voies urinaires de Fürbringer), en rapport immédiat avec la paroi abdominale postérieure, peut donner la sensation de ballottement. M. Tuffier l'a notée dans un kyste hydatique situé au-dessus du rein droit; M. Albarran dans un cancer du jéjunum; nous-même dans un cas de lobe mobile de la face inférieure du foie et dans un cas de kyste du pancréas; nous l'avons encore obtenue, avec notre maître M. Guyon, dans un cas de cancer du côlon descendant. Mais le ballottement rénal a quelque chose de spécial : il est lombo-abdominal, ne s'obtient pas seulement par la pression de la partie postérieure du flanc, mais au contraire a son maximum de netteté lorsque les pressions sont exercées dans le triangle costo-vertébral. »

Et ailleurs :

« Le ballottement est un des signes fournis par les tumeurs biliaires. Contrairement à l'opinion de M. Le Dentu, il peut exister indépendamment de tout déplacement du rein. Ce ballottement est directement antéro-postérieur. La main antérieure le perçoit nettement au niveau du bord externe du muscle droit lorsque la main postérieure, placée dans l'espace costo-iliaque, projette la vésicule en avant. Ce ballottement est différent de celui du rein, qui, comme l'a précisé notre maître M. le professeur Guyon, a son maximum lorsqu'on le provoque avec un doigt engagé dans l'angle costo-vertébral. Ces différences sont en rapport avec le siège différent des tumeurs. »

Ce ballottement de la vésicule, que M. Hartmann nous a appris à rechercher, nous l'avons trouvé chez la plupart des malades que nous avons examinés, et l'avons signalé dans nos observations.

Supposons que par ce signe, on ait constaté une tumeur biliaire. On peut la confondre avec un lobe mobile de la face inférieure du foie (qui lui aussi peut (Hartmann) donner la sensation de ballottement), une languette hépatique, un lobe du foie déformé et abaissé, ou encore avec un kyste hydatique, une hydropisie de la vésicule ou une autre tumeur. Précisément ces conditions, foie abaissé (à la suite des grossesses) ou déformé par le corset, lithiase biliaire sont des états pathologiques que l'on trouve réunis chez la femme, ce qui ne contribue pas à éclairer le diagnostic. S'agit-il du foie (abaissé, déformé, lobe mobile, ou languette accessoire), ou bien s'agit il d'une tumeur quelconque (vésicule, kyste.....) attenant au foie ? La phonendoscopie nous donnera, à ce sujet, un renseignement certain.

Si la tumeur est distincte du foie, ou même si elle y est attenante (c'est le cas pour la vésicule et pour un kyste hydatique de notre observation), le bruit, la résonance obtenue par l'examen phonendoscopique est distincte nettement de celle du foie.

Mais si la tumeur sur laquelle on a placé le bouton de l'appareil est la substance hépatique, le foie lui-même (lobe languette, etc...., la résonance sera la même pour toute la zone du foie. Nous avons maintes fois répété cette expérience, et nous en avons toujours obtenu les résultats que nous indiquons.

Nous avons employé pour cela le phonendoscope de Bianchi-Bazzi. « Lorsqu'on veut l'utiliser, dit Capitan, pour limiter un viscère thoracique ou abdominal, l'appareil étant tenu dans la main gauche, on appuie fortement le bouton sur l'aire cutanée correspondant à peu près au viscère sous-jacent avec la pulpe du pouce de la main droite, on frotte alors la peau en appuyant assez fortement et en débutant au voisinage du bouton; on perçoit alors un bruit intense. Continuant les frictions en s'éloignant peu à peu du bouton, on continue aussi à percevoir le bruit de ces frictions. Au moment où l'on dépasse les limites du viscère qu'on mesure, le bruit cesse brusquement.

On marque alors ce point sur la peau au moyen d'un crayon gras ; puis on continue à côté et l'on marque encore le point où l'on cesse de percevoir le bruit de frictions. On comprend qu'il est facile d'obtenir ainsi une série de points qu'on réunit ensuite par une ligne qui donne exactement les limites du viscère sous-jacent vivant et rempli de sang. »

Le même examen phonendoscopique nous sera un précieux auxiliaire, quand, après insufflation de l'estomac, il nous faudra distinguer une tumeur du pylore d'une vésicule biliaire

Voici, comment on peut insuffler l'estomac : « Pour insuffler l'estomac, dit Soupault (*Manuel de Diagnostic médical de Debove et Achard*), à l'aide de poudres effervescentes, le mieux est de donner :

« 1° une solution d'acide tartrique telle qu'une cuillerée à bouche en contienne trois grammes ;

« 2° des paquets contenant également trois grammes de bicarbonate de soude.

« On les administre successivement. Au bout de peu de temps, une ou deux minutes, on voit l'estomac se dessiner sous la paroi, et on en peut tracer les contours avec un crayon dermographique..... L'insufflation est sans danger, à condition toutefois qu'on s'en abstienne chez les malades qui ont eu une hématémèse récente. »

Cela posé, étant donnée une tumeur de la région vésiculaire ou pylorique, il faut, pour le diagnostic, procéder ainsi : palper la tumeur, en dessiner le contour sur la paroi, puis insuffler l'estomac. S'il s'agit d'une tumeur du pylore, on la voit, suivant le trajet de la petite courbure de l'estomac, se porter en haut et à droite. S'il s'agit d'une vésicule, la tumenr ne se déplace pas. — Le contrôle par l'examen phonendoscopique montrera que la tumeur est bien une tumeur stomacale.

Il est, enfin, un mode d'examen simple, qui fait connaître, non à quel organe, mais à quelle partie de l'abdomen appartient une tumeur: c'est la position élevée du bassin, la position de Trendelenburg, dont on peut tirer des avantages, non seulement au point de vue opératoire (tous les chirurgiens l'emploient pour la chirurgie abdominale), mais au point de vue du diagnostic.

Dans notre observation IV, la tumeur était très mobile à droite et à gauche. L'insufflation avait montré qu'elle n'était pas une tumeur de l'estomac. La phonendoscopie dénota une tumeur qui n'était pas du tissu hépatique, qui ne faisait pas partie intégrante du foie. La malade, placée en Trendelenburg, la tumeur disparut sous le foie: c'était (l'opération l'a montré) un kyste hydatique du bord antérieur du foie.

C'est un cas analogue, qu'a rapporté M. Hartmann (*Gazette hebdomadaire*, 1891). — Il s'agit d'un cas d'hydronéphrose avec rein mobile: une femme entre à l'hôpital avec le diagnostic: Kyste de l'ovaire.

« La tumeur, complètement indépendante des régions abdominales supérieures, plongeait dans l'excavation. On la sentait au toucher vaginal immédiatement en avant et à droite du col utérin. Lorsque, la malade placée sur la table d'opération, on abaissa progressivement les parties supérieures du tronc pour opérer, dans la position élevée du bassin, nous vîmes, à travers la paroi abdominale mince et flasque, la tumeur émerger lentement de l'excavation pelvienne, se diriger vers l'hypocondre droit, et prendre le contact avec la fosse lombaire. »

L'examen en cette position est un bon élément de diagnostic, « certaines tumeurs nées de la partie supérieure de la cavité abdominale (Hartmann) et accidentellement descendues dans le bassin — hydronéphrose, rate flottante, — retournant à leur lieu d'origine lorsqu'on élève le bassin » (1).

(1) MM. de Bourgade, que nous devons ici remercier, ont bien voulu radiographier quelques-unes de nos malades, porteurs de calculs biliaires.
Les planches 1, 2, 3, 4, 5, correspondent aux observations I, XII, XI, III et VIII.

# TROISIÈME PARTIE

---

Observation I. — *Cholécystite calculeuse. Cholécystostomie.*
(Personnelle.)

M^me L..., 43 ans, entrée salle Chassaignac, hôpital Bichat, le 17 septembre 1898.

La malade fait remonter le début de sa maladie actuelle au 28 mars dernier.

Elle se plaignait déjà depuis deux ans de digestions difficiles, de maux d'estomac accentués, surtout depuis un an, avec quelquefois des vomissements alimentaires et un peu de sensibilité au creux épigastrique.

Elle souffrait aussi de temps en temps de douleurs vagues, se localisant dans l'hypocondre droit.

Elle n'y prenait d'abord pas garde, mais les douleurs ont augmenté progressivement jusqu'au 28 mars, où apparut la première crise.

Le 28 mars, ayant dîné comme d'habitude, elle fut prise, au milieu de la nuit, de douleurs abdominales violentes avec vomissements alimentaires et verdâtres, avec fausses envies d'aller à la garde-robe. Ces douleurs étaient surtout marquées dans la partie droite de l'abdomen, au niveau de l'hypocondre droit et de la partie supérieure du flanc droit. Les urines ne furent pas troubles.

Pendant huit jours, elle éprouva une sensibilité abdominale telle qu'elle ne pouvait pas faire un mouvement, puis elle se remit peu à peu, conservant une tuméfaction du flanc droit, avec un peu de sensibilité dans la région.

Elle avait repris son travail quand, vers le 15 mai, elle fut reprise de douleurs abdominales violentes, et siégeant primitivement au creux épigastrique.

Vomissements, seulement alimentaires.

Urines troubles. Elle reste huit à dix jours au lit. Crise encore plus forte que la précédente.

Le 24 juillet, nouvelle crise. Nausées, pas de vomissements ; douleurs dans le flanc droit avec irradiation dans l'hypocondre et en arrière dans la région scapulaire droite.

Les douleurs violentes ne durèrent que 24 heures, mais nécessitèrent dans la suite un repos au lit pendant une dizaine de jours. Depuis cette époque, comme depuis les intervalles précédents, la malade conserva une douleur dans la région de l'hypocondre, qui ne se modifie pas par le repos, et qui augmente par les mouvements et par la marche.

Cette douleur est quelquefois exaspérée sans cause appréciable.

A aucune de ses crises, la malade n'a eu de véritable jaunisse, mais elle avait, dit-elle, une teinte légèrement jaune de la conjonctive bulbaire.

*Antécédents héréditaires.* — Mère goutteuse, père en bonne santé.

*Antécédents personnels.* — Bonne santé jusqu'au début de la maladie actuelle. Réglée à 14 ans.

Règles régulières, normales. Depuis le début de la maladie, les règles apparaissent tous les seize jours : normales comme durée et comme quantité de sang perdu, elles sont un peu fétides.

Première grossesse, accouchement laborieux.

Ensuite trois autres grossesses ; accouchements normaux.

Les crises sont apparues au moment des règles, et à ce moment les règles étaient plus abondantes.

*Etat actuel*, 23 septembre 1898. — A la vue, rien qui donne l'éveil. Peau normale. Pas de bosselures.

On trouve, à la palpation, au-dessous du rebord costal droit, en un point répondant à peu près au niveau du bord externe du muscle droit, à six centimètres de la ligne médiane, une tuméfaction assez mal limitée, semblant se trouver immédiatement au-dessous de la paroi abdominale antérieure, ayant une forme générale convexe en bas, de consistance dure, un peu sensible à la pression.

En faisant respirer la malade largement, la bouche ouverte, on peut déprimer la paroi d'une manière notable, et constater que la tuméfaction perçue d'abord était due à des contractions musculaires.

Plus profondément, on trouve à la face inférieure du foie, une partie dure, douloureuse à la pression, et qui donne par le soulèvement de l'espace costo-iliaque la sensation de battement.

Le foie ne semble pas augmenté de volume.

La paroi abdominale est surchagée de graisse. La palpation est douloureuse.

Exaspération des douleurs au niveau de l'hypocondre droit. Point douleureux à l'épigastre, à égale distance de l'appendice xiphoïde et de l'ombilic.

Percussion également douloureuse, révélant une matité s'étendant à quatre centimètres environ au-dessous du rebord du cartilage de la dixième côte et se relevant brusquement vers l'appendice xiphoïde.

Epigastre sonore.

Matité cardiaque augmentée.

L'auscultation dénote des râles ronflants dans les grosses bronches.

A l'orifice aortique, souffle prononcé au premier temps.

A l'orifice mitral, les bruits sont un peu sourds.

L'état général est assez bon : teint jaunâtre, sans avoir les caractères du teint même subictérique. Appétit conservé, digestions difficiles.

Dans l'hypocondre droit, douleurs tolérables, se continuant vers l'épigastre, s'irradiant dans les lombes. Exaspérées par la marche, calmées par le repos au lit.

Urines normales, sans principes anormaux.

L'examen n'a pas été fait au point de vue de la recherche des peptones; de l'urobiline ou des cristaux de thyrosine.

*Opération* le 29 septembre 1898, par M. HARTMANN. — Cholécystostomie. — La vésicule est facilement découverte : elle pointe sous le bord antérieur du foie. La vésicule incisée laisse écouler une faible quantité de pus. Par l'exploration de la cavité, on sent un calcul très profondément (à huit centimètres) placé dans le voisinage du col de la vésicule. — Calcul de la grosseur d'une noisette.

Le pus examiné contenait du streptocoque et du coli-bacille.

Drainage de la vésicule.

Rien de particulier dans les suites opératoires.

La malade est sortie guérie quatre semaines après l'opération.


OBSERVATION II. — *Cholécystite calculeuse à bacille d'Eberth. Cholécystostomie.*

Femme de 38 ans.

Très bonne santé antérieure.

Réglée vers 15 ans, peu régulièrement.

Huit grossesses, toutes à terme. Le premier accouchement il y a quinze ans, et le dernier il y a quinze mois.

A la suite d'une fièvre thyphoïde, ayant débuté fin octobre 1898, pour se terminer au milieu de janvier 1899, la malade a ressenti des douleurs dans le creux épigastrique, douleurs assez vagues d'abord, avec irradiations aux deux hypocondres, et vers la colonne vertébrale. Dépendantes ou non de l'ingestion des aliments, c'est difficile à préciser, la malade ne prenant pendant ces crises qu'un peu de lait, par verres, de temps en temps, soit environ un litre par jour. Cette crise dura cinq ou six jours; c'est la première fois qu'elle avait une crise de cette sorte; c'était à la fin de janvier.

Même crise s'est reproduite en février. Elle dure, comme la première, cinq ou six jours. Non accompagnée de vomissements. Régime lacté, comme précédemment.

Une troisième crise le 5 mars. Elle était parue le soir, deux ou trois heures après le repas, accompagnée de vomissements alimentaires et ensuite bilieux.

Coïncidence de trois crises avec l'apparition des règles. La malade ne prenait que du lait en très petite quantité et n'allait à la selle qu'avec des lavements.

Jamais de jaunisse pendant ces crises. Jamais de décoloration des selles.

C'est au début de la convalescence de sa fièvre typhoïde que pour la première fois elle a constaté quelque chose de dur entre l'ombilic et le rebord des côtes.

A l'inspection, on voit une petite saillie entre l'ombilic et le rebord costal du côté droit.

La palpation fait sentir nettement une tumeur ronde, dure, du volume d'une mandarine et légèrement douloureuse. Située près du rebord costal, la tumeur est à cheval sur le bord externe du grand droit; on le constate nettement quand on fait contracter ce muscle en faisant prendre à la malade la position assise.

Peu mobile vers la ligne médiane, peu mobile aussi en dehors, la tumeur peut être ramenée tout à fait sous le rebord costal.

A la percussion profonde, on constate sa continuité avec le foie, lequel déborde les fausses côtes d'environ un travers de doigt.

Au phonendoscope, on constate l'indépendance de la résonance hépaque et de la résonance de la tumeur.

Rien de particulier à noter pour les autres organes. L'auscultation du cœur et des poumons n'indique rien d'anormal.

Dans les urines, il n'y a ni sucre, ni bile, ni albumine. On constate la présence de peptones et l'absence d'urobiline.

*Opération*, faite par M. HARTMANN, le 5 avril 1899. — La vésicule contient une petite quantité de liquide purulent, et un calcul de la grosseur d'une noisette.

L'examen bactériologique fait au laboratoire de l'hôpital Bichat a décelé la présence de bacilles d'Eberth.

OBSERVATION III. (Due à l'obligeance de M. le professeur ABELOUS, de Toulouse et de M. CHARLES MONOD.)

M^lle P..., âgée de 20 ans.

Fièvre typhoïde en mars 1898. Jusqu'alors, santé parfaite, aucune maladie sérieuse. Tempérament lymphatique. Constitution vigoureuse.

Comme antécédents héréditaires, père et mère arthritiques

Fièvre typhoïde en mars 1898. La maladie suit un cours absolument régulier, sans aucune complication. La fièvre est relativement modérée et la température axillaire n'a jamais dépassé 39°,7. La défervescence se produit au bout de vingt jours et se maintient. Convalescence régulière et de brève durée. Quarante jours après le début de la maladie, l'état général est excellent, les forces sont entièrement revenues.

En mai, après quelques légers troubles gastro-intestinaux, léger ictère qui cède rapidement après un purgatif. Tout paraît rentré dans l'ordre, et la malade va passer une vingtaine de jours au bord de la mer. Au retour la santé paraît très bonne. Mais quelque temps après, au commencement d'août, il se produit une violente crise de coliques hépatiques, suivie d'un ictère intense et persistant malgré tout traitement. Cet ictère s'accompagne de fréquentes épistaxis et de prurit cutané (urticaire) ainsi que d'une douleur légère au niveau de l'épaule droite. Cet ictère persiste malgré l'administration répétée de purgatifs et de calomel. En septembre, la malade va faire une cure à Vichy. A ce moment la jaunisse est très marquée et la malade est considérablement amaigrie.

Les urines sont très colorées et les matières fécales argileuses.

Le traitement hydro-minéral ne produit aucune amélioration sérieuse et à son retour de Vichy, la malade est toujours amaigrie et jaune. Les matières fécales sont toujours décolorées, l'urine très foncée. De plus, il existe une assez grande intolérance pour l'alimentation solide. La malade est mise à la diète lactée pendant quelque temps. Peu à peu, sous l'influence de ce régime, et d'un traitement médical approprié, l'intolérance digestive s'amende et la malade peut prendre quelques aliments solides. Mais l'excrétion de la bile est toujours supprimée.

De plus, des signes d'insuffisance hépatique se manifestent. De temps à autre, en particulier à l'époque correspondant à la période menstruelle qui ne s'est plus rétablie depuis la fièvre typhoïde, la malade est prise, pendant quelques heures dans la journée, d'une somnolence invincible, d'une sorte de torpeur.

Ces accès de narcolepsie s'espacent de plus en plus et finissent par disparaître pour un temps pour reparaître ensuite. Toujours l'ictère persiste avec tous ses symptômes, malgré le traitement, qui consiste essentiellement en grands lavements froids (3 à 4 par jour), en prises intermittentes de sulfate de soude (10 à 15 grammes) et de salicylate de soude (3 grammes par jour), ce dernier immédiatement administré comme cholagogue.

Depuis le mois de septembre, l'état est toujours à peu près le même, avec alternance d'amélioration et d'aggravation. L'examen du foie montre une augmentation de volume très nette, mais la palpation et la percussion ne permettent de rien trouver au niveau de la vésicule qui ne paraît pas distendue.

Aucune crise nouvelle de coliques hépatiques ne s'est manifestée. L'urine est toujours plus ou moins foncée, sans albumine ni sucre, mais riche en pigments biliaires. Les fèces sont toujours décolorées. En revanche, l'état général paraît s'être amélioré. La malade a sensiblement engraissé et supporte bien une alimentation solide légère. Le sommeil est bon, mais le le moindre exercice détermine une fatigue assez grande.

La radiographie laisse croire à une vésicule distendue et remplie d'un dépôt sur la nature duquel il est impossible de se prononcer.

La malade a été opérée le 19 février par M. Charles Monod.

Non seulement la vésicule n'est pas distendue, comme avait pu le faire croire l'examen radioscopique, mais elle n'est même pas visible sur le bord du foie. Ce n'est qu'en glissant le doigt sous le foie qu'on peut sentir la vésicule accolée, et seulement du volume d'une noisette. Très adhérente, elle est remplie d'une trentaine de petits calculs gros comme des grains de chènevis, d'où est sortie ensuite par le drainage une bouillie biliaire assez abondante.

Le liquide recueilli dans la vésicule contenait du coli-bacille ; le même micro-organisme a été trouvé au centre des calculs. Pas de bacilles d'Eberth.

Les suites opératoires ont été excellentes, et le 20 mars, la malade a pu être considérée comme guérie, en ce sens que les urines et les selles sont redevenues normales; l'ictère est depuis longtemps disparu, et la plaie est complètement fermée.

OBSERVATION IV. — *Kyste hydatique du volume d'une grosse orange, du bord antérieur du foie.* (Personnelle.)

Mme M..., 30 ans. Entre à la salle Chassaignac, à l'hôpital Bichat, fin février 1899.

Il y a douze ans, la malade s'est aperçue de la tumeur pour laquelle elle entre aujourd'hui à l'hôpital, et cela immédiatement après un accouchement normal, à terme.

La tumeur était aussi grosse qu'aujourd'hui.

Elle présentait alors à peu près le volume d'un œuf de poule. Sa mobilité était, au dire de la malade, ce qu'elle est aujourd'hui, sa consistance la même et son volume un peu moindre, comme il·a été dit.

Sensation presque constante à ce niveau de gêne et de pesanteur.

C'est à partir de ce moment que la malade a ressenti des douleurs au creux épigastrique, douleurs paraissant surtout après les repas, accompagnées de vomissements alimentaires et durant quelques jours.

Ces crises se répètent quatre ou cinq fois par an.

·La malade ne s'est jamais fait traiter pour cela : elle se met spontanément au régime lacté.

Deuxième grossesse il y a trois ans.

Grossesse normale, accouchement à terme.

Pendant la durée de cette grossesse, une seule crise gastrique s'est produite.

Elles ont ensuite reparu avec la même fréquence et la même intensité qu'auparavant.

Jamais, pendant ces crises, n'a paru d'ictère.

*Antécédents personnels*. — A part ce que nous venons de dire, très bonne santé antérieure. Réglée régulièrement depuis 14 ans.

*Antécédents héréditaires*. — Père mort d'accident. — Mère morte de bronchite à 44 ans. Une sœur en très bonne santé.

*Etat actuel*. — Rien de particulier, rien de visible à l'inspection de l'abdomen.

A la palpation, on sent une tumeur située sur une ligne allant de l'ombilic au rebord costal. De consistance dure et d'un volume un peu plus fort que celui d'une mandarine ; très mobile, on peut lui faire dépasser en dedans la ligne médiane, mobile aussi en dehors. La main appliquée sur la face inférieure de la tumeur la refoule légèrement sous le foie, mais peu de haut en bas.

Tous ces mouvements ne sont pas douloureux.

La main placée dans l'espace costo-iliaque donne nettement la sensation de ballottement.

La zone de matité du foie est normale.

Pas de continuité de la matité du foie avec celle de la tumeur à la percussion.

Au phonendoscope, la résonance de la tumeur et celle du foie sont distinctes.

Du même côté, un rein mobile dont on sent l'extrémité inférieure.

A quel genre de tumeur pouvait-on avoir affaire ? néoplasme du pylore, ou vésicule biliaire, ou néoplasme du côlon ?

L'estomac fut insufflé par des poudres effervescentes et cet examen combiné à la phonendoscopie fit voir l'indépendance de la tumeur et de cet organe.

On acquit la certitude que la tumeur dépendait d'un organe de la partie inférieure de la cavité abdominale ; la malade placée sur le plan incliné, la tumeur disparut sous le foie.

L'état général était bon, les autres organes paraissaient sains. Pas d'éléments anormaux dans l'urine.

*Opération*, le 6 mars 1899, par M. HARTMANN. — Kyste hydatique du bord antérieur du foie, avec de légères adhérences épiploïques.

Très bonnes suites opératoires.

La malade est sortie guérie le 6 avril.


OBSERVATION V. — *Cholécystite calculeuse. Cholécystectomie partielle.*
*et cholécystostomie.* (Personnelle.)


M$^{me}$ L...., née G..., 30 ans. Entrée à l'hôpital Bichat en mars 1899.

Il y a cinq semaines, la malade dit avoir eu une péritonite: pendant cinq ou six jours elle a eu de violentes douleurs abdominales accompagnées de fièvre, vomissements verdâtres. Elle a dû garder le lit pendant quinze jours. Le traitement par un médecin en ville a consisté en lait, champagne glacé, glace sur le ventre.

C'est à la fin de cette indisposition que le médecin s'aperçut de la tumeur qu'elle présente aujourd'hui à l'hypocondre droit, et l'a engagée à venir consulter à l'hôpital à ce sujet.

Depuis sept ou huit ans, la malade a des douleurs au creux épigastrique ; douleurs fréquentes d'abord, se produisant presque chaque semaine, devenues moins fréquentes ensuite et se reproduisant seulement cinq ou six fois par an. Ces douleurs apparaissent généralement après le repas, localisées au creux épigastrique, caractérisées par des douleurs vives et lancinantes, sans irradiations, presque toujours suivies de vomissements le plus souvent alimentaires, quelquefois verdâtres.

Jamais d'ictère, ni même de teinte subictérique.

Jamais de colique hépatique franche. La région de l'hypocondre droit n'a jamais été douloureuse et n'a pas attiré spécialement l'attention de la malade.

*Antécédents personnels.* — Réglée à 16 ans, toujours régulièrement. Deux grossesses à terme, l'une il y a trois ans, et l'autre il y a dix mois. Jamais de fausses couches.

*Antécédents héréditaires.* — Rien à noter. Bonne santé des parents.

*État actuel.* — A l'inspection de la région de l'hypocondre droit, rien d'appréciable.

On sent, à la palpation, une tumeur située à trois centimètres à droite de l'ombilic. Volume de mandarine, arrondie, résistante, et dont l'extrémité inférieure est à cinq centimètres au-dessous de l'ombilic. Elle ne semble pas tout à fait sous-jacente à la paroi, mais laisse des anses intestinales interposées : la palpation provoque du gargouillement à ce niveau. On en provoque la mobilité dans le sens latéral, soit de droite à gauche ou de gauche à droite ; mais cette mobilité latérale est peu accentuée. On fait facilement remonter la tumeur de bas en haut vers le foie, de façon à ramener son extrémité inférieure au niveau de l'ombilic.

La main postérieure placée dans l'espace costo-iliaque renvoie la tumeur à la main antérieure abdominale, qui ne la perçoit pas aussi nettement que parfois, vu la présence d'anses intestinales.

Le foie est petit, et ne déborde pas les fausses côtes.

La palpation, les mouvements imprimés à la tumeur ne sont pas douloureux. La percussion profonde, elle, est très douloureuse, et permet de se rendre compte que la tumeur se continue avec le foie.

A la phonendoscopie, la zone hépatique a une résonance distincte de la zone de la tumeur.

Etat général satisfaisant, bien que la malade ait maigri de douze livres depuis deux mois. Le cœur et les poumons paraissent sains. Pas d'éléments anormaux dans l'urine, qui contient 19 grammes d'urée par litre, renferme des peptones et pas d'urobiline.

*Opération*, le 13 mars, par M. Hartmann.—La vésicule contient 200 grammes d'un liquide brunâtre qui semble être un mélange de sang et de pus et contient, au niveau du col, un calcul de la grossseur d'une noisette.

Cholécystectomie partielle et cholécystostomie.

Bonnes suites opératoires et guérison.

Observation VI. — *Lithiase biliaire. Cholécystostomie le 17 août* 1898.
(Inédite, communiquée par M. Hartmann.)

Mme Lav..., née G..., 53 ans, entrée à l'hopital en juillet 1898.

Le début de l'affection actuelle qui amène la malade à l'hôpital, remonte à sept ans, et fut marqué par un léger ictère précédé de violentes douleurs dans les flancs. L'ictère dura quelques jours et ne s'accompagna pas de signes généraux.

Deux ans après, nouvelles coliques avec même localisation, mais plus légères cette fois. Elles durèrent deux jours et ne furent pas suivies de jaunisse. Ces crises douloureuses revinrent encore deux fois à intervalles variables, furent légères et ne furent pas suivies de jaunisse.

L'an passé, le 26 août, la malade eut une crise de douleurs dans la région lombaire, en ceinture, douleurs très violentes qui né cédèrent qu'après des injections sous-cutanées de morphine ; toujours pas d'ictère, mais cette fois-ci il y eut un léger mouvement fébrile. Quinze jours après, la malade commença à souffrir de l'estomac, les digestions étaient longues, douloureuses, avec sensation de brûlure au creux épigastrigue, sans vomissements cependant. C'est alors qu'on lui fit, pendant deux mois et à deux reprises différentes, des lavages d'estomac qui amenèrent une amélioration dans l'état de la malade ; mais elle ne put reprendre son régime ordinaire, Seuls le lait, les œufs, la poudre de viande étaient supportés.

Actuellement la malade souffre, principalement au creux épigastrique. Cette douleur n'est pas irradiée et il n'y a pas de point dorsal correspondant

La douleur se montre surtout après les repas, et se traduit par de la pesanteur, des brûlures dans la région. Il y a de l'anorexie, la bouche est amère, la langue pâteuse, pas de vomissements.

La malade est constipée depuis longtemps. Les matières sont dures, elles n'ont jamais eu l'aspect de l'argile, même pendant les crises douloureuses dans la région hépatique, et on n'a jamais trouvé de calculs dans les selles.

La malade a maigri considérablement, les forces ont diminué ; elle n'a pas de fièvre.

A l'inspection, on constate le développement de la circulation collatérale sous-ombilicale.

La palpation est négative, on ne sent pas la vésicule biliaire. La pression détermine de la douleur lorsqu'elle est exercée sous le rebord costal au niveau du bord externe du muscle droit. A la percussion, on trouve la matité hépatique normale.

L'insufflation de l'estomac a montré une dilatation notable de cet organe qui descend jusqu'à deux travers de doigt au-dessous de l'ombilic.

Le sondage gastrique, après quinze heures de jeûne, a montré qu'il n'y avait pas de stase gastrique.

Rien de particulier dans les antécédents héréditaires.

Réglée à 16 ans, régulièrement, deux grossesses normales. Jamais d'autre maladie que celle qui l'amène cette fois à l'hôpital.

*Cholécystostomie*, le 17 août 1898, par M. Hartmann. — Plusieurs calculs dans la vésicule.

Nous n'avons pas de détails sur l'opération.

Quelques semaines après, la malade sort guérie, et a été, depuis, revue plusieurs fois en état satisfaisant

Observation VII. (Personnelle.)

Mme V..., née F.. , 47 ans. Entrée à l'hôpital Bichat, salle Chassaignac, en février 1899.

C'est en novembre 1898, au dire de la malade, qu'elle s'est aperçue de la tumeur qu'elle a aujourd'hui, et dont la grosseur était la même. — Elle n'en souffre pas, et ce n'est pas pour cela qu'elle est venue consulter.

Au début de février, au sortir d'un bain, elle fut prise d'une vive douleur dans l'hypocondre droit, douleur à début brusque, qui l'a obligée à garder le lit pendant cinq ou six jours. — Douleurs avec irriadiations vers l'épigastre, vers la région lombaire et jusque dans la fosse iliaque droite.

Constipation et pas de vomissements pendant cette crise. Pas d'ictère (elle n'en a jamais eu).

C'est à la suite de cette crise qu'elle est venue à la consultation de l'hôpital.

En mai 1898, elle avait eu déjà des troubles pour la première fois, paraissant naître au creux épigastrique, s'irradiant vers la colonne vertébrale, et aux différents points de l'abdomen. — Pas de vomissements.

Durée, environ trois semaines.

Ces mêmes douleurs ont reparu plusieurs fois depuis, d'intensité à peu près la même, mais durant seulement un ou deux jours.

Jamais d'ictère.

*Antécédents héréditaires.* — Mère morte à 29 ans des suites d'un accident; le père mort subitement à 57 ans. Trois frères et sœurs bien portants.

*Antécédents personnels.* — Très bonne santé antérieure avant le début des crises. Réglée à 16 ans, toujours régulièrement. Un accouchement normal.

La menstruation a cessé depuis trois mois.

*Etat actuel.* — A l'inspection, sous le rebord des fausses côtes du côté droit, saillie appréciable à la vue. A deux travers de doigt au-dessous du rebord des fausses côtes, un peu en dedans de la ligne mammaire, une tumeur plus grosse qu'une mandarine, à laquelle on imprime facilement des mouvements latéraux étendus à droite et à gauche, mouvements de battant de cloche. Assez dure, nullement douloureuse à la palpation. La percussion forte dénote un pédicule qui la relie au foie, pédicule qu'on arrive à sentir nettement, par la palpation profonde, entre les doigts.

La sensation de ballottement est très nette.

L'insufflation gastrique ne déplace pas la tumeur. La phonendoscopie donne une résonance distincte pour le foie et pour la tumeur.

L'état général est excellent. Rien à signaler dans les organes, poumon, cœur, etc. — Le foie n'est pas augmenté de volume.

Dans les urines, absence d'albumine, de sucre et de bile. 21 grammes d'urée par litre. Pas d'urobiline, présence de peptones.

*Opération*, le 16 mars 1899, par M. TERRIER. — Vésicule volumineuse contenant 150 grammes de pus et trois calculs d'un poids total de douze grammes.

*Cholécystostomie*. Bonnes suites opératoires et guérison.


OBSERVATION VIII. (Personnelle.)


M^me G..., 59 ans, Entre à l'hôpital pour une tumeur de l'hypocondre droit, dont elle dit s'être aperçue pour la première fois vers le milieu d'août 1898.

Au dire de la malade, elle était à ce moment aussi volumineuse qu'aujourd'hui.

Depuis le mois de mars 1898, l'appétit a diminué; la malade est devenue pâle, moins forte et moins apte au travail.

Pas de maux d'estomac, jamais de vomissements, ni de jaunisse ni de coliques hépatiques.

Constipation habituelle. — Aucuns *antécédents morbides*. Réglée à 15 ans jusqu'à 40. Menstruation toujours régulière et nullement douloureuse.

Six grossesses, cinq enfants nés à terme, et un mort-né.

Par de renseignements sur les parents, qui sont morts.

*Etat actuel*. — On voit assez nettement dans l'hypocondre droit une tumeur comparable par son volume à une tête de fœtus dans la présentation du siège — dure, régulière, bien arrondie — et qui se déplace spontanément à droite et à gauche suivant que la malade se couche sur le flanc droit ou sur le flanc gauche.

La partie supérieure de la tumeur est à deux travers de doigt des fausses côtes droites, on la mobilise avec la main très facilement suivant les mouvements latéraux, et de bas en haut, mais non de haut en bas.

Absolument mate à la percussion.

Par rapport à l'ombilic, la partie la plus inférieure de la tumeur répond à la ligne transverse passant par l'ombilic. Le foie ne semble pas augmenté de volume.

Zone de sonorité entre le bord inférieur des fausses côtes et la tumeur, mais à la palpation profonde, on sent un cordon rond dur et d'un diamètre d'au moins cinq centimètres.

La phonendoscopie indique une différence entre le foie et la tumeur.

Bon. état général. Facies normal. Dans les urines, pas d'albumine, de sucre, ni de bile ; 21 grammes d'urée par litre. Peptones et pas d'urobiline.

*Cholécystectomie partielle et cholécystostomie*, le 10 novembre 1898, par M. TERRIER. — Grosse vésicule contenant un volumineux calcul du poids de 35 grammes.

### OBSERVATION IX. (Communiquée par M. HARTMANN.)

M^me R.. , entrée à l'hôpital en août 1898.

Pendant l'hiver 1897-1898, elle éprouve pour la première fois des douleurs dans tout le ventre, principalement dans la zone hypocondriaque droite. Ces douleurs étaient à peu près continues, plus fortes le jour. Exacerbation à certains moments obligeant la malade à se coucher. Douleurs lancinantes analogues à celles qu'elle éprouve actuellement. Ventre ballonné. Constipation. Restait deux ou trois jours sans aller à la selle ; les douleurs diminuaient quand des lavements avait provoqué les selles. Les matières examinées à ce moment étaient légérement décolorées. Pas d'ictère. Amaigrissement. Quelquefois des vomissements alimentaires se produisant le soir ou la nuit. Enfin, vomissements bilieux.

Douleurs très vives à l'épaule gauche, « à ne pas remuer le bras », dit la malade. Beaucoup moins vives à droite. Tous les mois environ des accès de fièvre, pendant lesquels les douleurs sont plus vives.

Elle a souffert ainsi jusqu'en avril. Elle eut alors un accès net de colique hépatique avec ictère (qui a duré vingt-quatre heures seulement).

Puis les douleurs ont continué comme auparavant, mais dans l'hypocondre droit seulement.

Deuxième accès de colique hépatique en juillet 1898.

Actuellement, douleurs à l'hypocondre droit, continues, mais supportables.

L'examen local révèle une douleur à la palpation profonde entre l'ombilic et l'épine iliaque antérieure et supérieure. On sent vaguement une masse indurée et allongée.

La matité hépatique s'étend du cinquième espace jusqu'à deux doigts environ au-dessous des fausses côtes. On sent, au bord du foie, et sur la ligne du mamelon, une masse qui semble s'y rattacher.

Cette masse donne nettement la sensation de ballottement.

Rien de particulier dans les antécédents héréditaires ou personnels. Quatre enfants dont trois bien portants et un mort de convulsions à 15 mois.

*Cholécytostomie*, le 26 août 1898, par M. HARTMANN. — Vésicule contient 60 grammes de bile noirâtre, deux petites masses ressemblant assez à une pelure de raisin roulée sur elle-même en cylindre et qui présentait la structure stratifiée des hydatides (examen fait par M. Mignot), et un calcul.

Bonnes suites opératoires.


OBSERVATION X. (Communiquée par M. HARTMANN.)


M. R..., âgé de 39 ans.

A l'âge de 10 ans, il a eu une pneumonie.

Très sujet aux angines jusqu'à son départ pour le Sénégal, à 24 ans, d'où il est revenu dix mois après. La fièvre jaune y régnait. Il eut de l'embarras gastrique, vomissements bilieux, puis noirs.

Le 1882 à 1883, accès de fièvre et frissons fréquents, deux fois par semaine, puis une seule fois ensuite.

De 1885 à 1887, accès de fièvre et crises au foie.

En 1885, premier accès de colique hépatique sans jaunisse, éclatant à la suite de fatigues, accompagné de fièvre et durant trois ou quatre jours.

De 1885 à 1890, crises de peu de durée revenant régulièrement en mars ou avril.

En 1890, cure d'eau à Carlsbad. Pas de crises de 1890 à 1892. Elles reparaissent annuellement de 1892 à 1896, puis l'année suivante se représentent cinq ou six fois.

Cure à Pougues.

Les crises nouvelles se reproduisent en septembre 1897, dont une simule tout à fait une poussée de péritonite, ballonnement abdominal, fièvre, vomissements et a mis le malade dans un état très grave pendant quelques jours.

On trouve à l'opération, le 28 octobre 1897, le côlon et l'intestin vascularisés, présentant à leur surface des exsudats, sortes de débris fibrineux, vestige de la poussée péritonitique antérieure.

Vésicule libre d'adhérences, haut située, contenant 40 centim. cubes de bile noire, du sable biliaire, et une vingtaine de calculs du volume d'un gros grain de chènevis.

OBSERVATION XI. (Personnelle.)

Mme G..., âgée de 38 ans.

Entre à l'hôpital Bichat en février 1899.

Il y a huit ans, à la suite d'un accouchement normal, elle devint jaune, teinte ictérique prononcée, qui persista un an. Cet ictère était apparu brusquement, sans aucune douleur et dura un an. Pendant ce temps, aucune douleur, pas de coliques, et les selles sont entièrement décolorées.

— Elle avait encore son ictère, quand, à la suite d'un long voyage en chemin de fer, elle fut prise d'une douleur très vive, survenue brusquement, au creux épigastrique. Elle dut, à cause de l'intensité de cette douleur, garder le lit, sans faire aucun mouvement. Pas de vomissements. Traitée par un médecin, qui ne put examiner le foie, tant il était douloureux à ce moment, elle prit des cachets dont nous ne connaissons pas la composition. La douleur cessa, la région de l'hypocondre devint moins douloureuse, et quinze jours après l'ictère disparut complètement.

Cet état dura quatre ans.

Nouvelle grossesse, au septième mois de laquelle la malade fut prise de vives douleurs au creux épigastrique, avec irradiations vers l'hypocondre et en arrière.

Pas de vomissements. — L'accouchement eut lieu à terme, mais l'ictère avait reparu et devait persister encore six mois. — Les selles se décolorent complètement.

Les crises gastriques ont reparu à plusieurs reprises ; depuis le mois d'août 1898 elles apparaissent une fois par semaine.

Les selles sont encore décolorées, et l'ictère persiste encore quand la malade entre à l'hôpital.

Rien à noter dans les *antécédents héréditaires* ou *personnels*.

Etat général bon. Teint jaune, selles décolorées, et constatation très facile d'une tumeur de l'hypocondre, peu volumineuse et que l'on diagnostique vésicule calculeuse.

*Opération*, le 17 février, par M. TERRIER. — Trente grammes de pus dans la vésicule contenant du streptocoque et du coli-bacille, et quatre petits calculs de la grosseur d'un petit pois.

Le lendemain, la bile s'écoulait dans le pansement.

Sortie de l'hôpital, le 3 avril, l'ictère avait complètement disparu.

### Observation XII. (Personnelle.)

M^me C..., née P..., 33 ans, entrée à l'hôpital en février 1899.

Très bien portante jusqu'à l'âge de 18 ans.

Réglée à onze ans, d'abord peu régulièrement, deux ou trois fois par an seulement, puis plus tard régulièrement.

Mariée à 25 ans. Trois grossesses normales, la première il y a six ans, et la dernière il y a dix-sept mois.

Etat nerveux, goitre, abolition du réflexe pharyngé, anesthésie cutanée, insensibilité complète à la piqûre. — Soignée pour cela plusieurs fois dans des services de médecine, entre autres en août et septembre 1898, à la Salpêtrière.

Depuis quinze mois, sensation de pesanteur et de barre au niveau du creux épigastrique presque constante, exagérée après les repas.

Digestions lentes et pénibles, facies vultueux, bouffées de chaleur fréquemment après les repas. Céphalalgie fréquentes, sensations d'élancements dans la tête.

Première crise de coliques hépatiques six mois après le premier accouchement.

Accès non suivi d'ictère, ni d'expulsion de calculs dans les selles (examen qui, au dire de la malade, a été fait).

Une seconde crise pendant son séjour à la Salpêtrière, et une troisième quelques jours avant son entrée à l'hôpital, ces deux dernières accompagnées d'un léger ictère. Pas de décoloration des selles.

Etat général satisfaisant.

Les urines contiennent des peptones, et pas d'urobiline, pas d'éléments anormaux.

A l'examen de l'hypocondre, on constate une tumeur de la grosseur d'une noix, mobile, que l'on sent très nettement. Mobile surtout et très nettement en battant de cloche, on se rend facilement compte qu'elle dépend du foie.

Le ballottement de la tumeur est facile à percevoir.

*Opération*, le 13 février, par M. Terrier. — Dans la vésicule, environ 80 grammes d'une liquide clair, sirupeux, retirés par ponction, et qui contient de la mucine en grande quantité, et six calculs d'un poids total de douze grammes.

### Observation XIII. (Communiquée par M. Hartmann.)

M^me J..., 35 ans.

Il y a huit ans, flatulence stomacale, digestions pénibles, 35 ans .Pas de vomissements, ni de douleurs vives.

Il y a trois ans, a eu un matin, après une grande fatigue, une douleur violente à droite, allant jusqu'à l'épaule droite, au point de ne pouvoir se remuer. Vomissements répétés à ce moment. Pas de jaunisse. Durée six jours ; après quoi elle reste courbaturée, souffrant surtout à droite, et cela pendant près de trois semaines.

Six mois après, deuxième crise, qui dure deux heures très violemment ; douleur localisée surtout à droite avec irradiations vers l'épaule.

En juillet 1896, saison à Vichy.

Pendant l'année, cinq à six crises, toujours semblables, la prenant brusquement toujours à deux heures du matin, avec vomissements, etc.

Deuxième saison à Vichy en 1897.

A partir de son retour, crise presque tous les mois coïncidant avec les règles, et depuis quinze jours, des crises presque tous les deux jours.

Jamais de maladies graves.

Une grossesse pénible.

Le foie est petit, douloureux à la palpation.

Palpation profonde douloureuse à droite, sous le bord des fausses côtes, au niveau du bord externe du droit.

*Cholécystostomie*, le 27 mai 1898. — Extraction de trois calculs dont un gros comme une bille.

## CONCLUSIONS

La cholécystite calculeuse a une symptomatologie propre,
caractérisée par des signes fonctionnels (crises gastriques,
qui ne sont vraisemblablement que des ébauches de coliques
hépatiques, et qu'on trouve dans toutes les observations, douleurs à l'hypocondre droit, ictère, etc.) et des signes locaux.

Plus rarement, elle se traduit par certaines formes,
typhoïde, péritonite, épiploïte, etc.

La phonendoscopie, l'insufflation de l'estomac, l'examen
sur le plan incliné, la recherche du ballottement sont des
procédés d'investigation qui donnent des renseignements certains, et qui doivent toujours être employés pour le diagnostic des tumeurs de l'hypocondre.

# BIBLIOGRAPHIE

**Alison.** — Contribution au diagnostic de la lithiase biliaire considérée en dehors de l'accès de colique hépatique. *Arch. gén. de Médecine*, 1887, vol. 2, p. 141 à 159.

**Archambault.** — *Bulletin de la Société anatomique*, 1852, p 90.

**Barth** et **Besnier.** — Article Voies biliaires. *Dict. Dechambre*, p. 335.

**Benedict.** — Gall-Stones without colic. *Medical News*, vol. LXVI, 1895, 8 juin 635 et 636.

**Buret.** — *Diagnostic de l'ectopie rénale*. Thèse de Paris, 19 avril 1883.

**Camac.** — Cholécystite comme complication de la fièvre typhoïde. *American Journal of the Medical Sciences*, mars 1889, p. 275 à 283.

**Charcot.** — Leçons sur les maladies du foie et des reins. *Œuvres complètes*, t. VI, 1891.

**Capitan.** — La phonendoscopie. *La Nature*, 19 février 1898, p. 179.

**Cadéac.** — *Cholécystites suppurées*. Thèse de Paris, 1891.

**Chiari.** — La cholécystite dans la fièvre typhoïde. *Mercredi médical*, 28 juin 1893, p. 309.

**Cyr.** — *Traité de l'affection calculeuse du foie*, 1884.

**Courvoisier.** — *Casuistisch. Statistische Beiträge zur Pathologie und Chirurgie der Gallenwege*. Leipzig, 1890.

**Cruveilhier.** — *Traité d'anatomie pathologique*, II, p. 167.

**Denucé.** — *Tumeurs et calculs de la vésicule biliaire*. Thèse d'agrégation, 1886.

**Deschamps.** — *De la péritonite périhépatique enkystée*. Thèse de Paris, 1886.

**Dominici.** — *Des angiocholites et cholécystite suppurées*. Thèse de Paris, 2 mai 1894.

**Dieulafoy.** — *Manuel de Pathologie interne*, t. III, 10e édition.

**Dufourt.** — Infection biliaire et lithiase. Rôle de la fièvre typhoïde dans l'étiologie de la lithiase biliaire. *Revue de Médecine*, 10 avril 1893, n° 4, p. 274.

**Duriau.** — *Contribution à l'étude de la taille biliaire*. Thèse de Paris, 2 juillet 1885.

**Fauconneau-Dufresne.** — *Traité de l'affection calculeuse du foie et du pancréas*. Paris, 1851.

**Fauraytier.** — *Bulletin de la Société anatomique*, 1841, p. 208.

**Faure.** — Maladies du foie et des voies biliaires. *Traité de Chirurgie de Le Dentu et Pierre Delbet*, t. VIII, 1899.

**Gilbert** et **Girode.** — *Comptes rendus hebdomadaires des séances et Mémoires de la Société de Biologie*, 27 décembre 1890, p. 741.

**Gilbert** et **Fournier.** — *Traité de Médecine de Brouardel et Gilbert*, t. V, 1898.

**Gérard Marchant.** — *Bulletins et Mémoires de la Société de Chirurgie de Paris*, XXIII, 1897, p. 304.

**Gourdin-Servenière.** — *De la lithiase biliaire dans l'enfance*. Thèse de Paris, 27 juin 1889.

**Graham** (de Toronto). — Symptômes et diagnostic de la cholélithiase. *British medical Journal*, 2ᵉ volume de 1897, 30 octobre, p. 1240 à 1244.

**Hagenmüller**. — *De la Cholécystite dans la fièvre typhoïde*. Thèse de Paris, 24 juillet 1876 .

**Hanot**. —Fièvre typhoïde et lithiase biliaire. *Bulletin médical*, 22 janvier 1896, p. 73.

**Hartmann**. — *Traité des maladies des organes génito-urinaires* de PAUL FÜR-BRINGER, t. II. Traduction française annotée par HENRI HARTMANN, 1892, p. 12.

— Pathogénie de l'hydronéphrose. *Gazette hebdomadaire de Médecine et de Chirurgie*, 28 novembre 1891, p. 572.

— Quelques points de l'Anatomie et de la Chirurgie des voies biliaires. *Société anatomique*, juillet 1891, p. 480.

**Hotchkiss**. — Revue clinique de 21 cas de cholécystite. *Annals of Surgery*, avril 1899, p. 435 à 448.

**Hœlscher** (de Chicago). — Cholelithiasis. *Medical Record*. New-York, 8 décembre 1894.

**Husson**. — *Bulletins de la Société anatomique*, 1835, p. 104.

**Imhofer**. — *Prager medic. Wochenschrift*, 1898, nᵒ 15.

**Jeannel**. — *Archives provinciales de chirurgie*, 1896, p. 543.

**Kehr**. — *Archiv für klinische Chirurgie*, 1899.

**Lafon**. — *Montpellier médical*, 1889, t. II, p. 245.

**Lancereaux**. — *Traité des Maladies du foie et du pancréas*, 1899.

**Le Lionnais**. — *Quelques considérations sur les difficultés du diagnostic des tumeurs de l'hypocondre droit formées par la vésicule biliaire.*

**Lejars**. — Indications de la cholécystostomie et de la cholécystectomie dans la lithiase biliaire. *Revue de Chirurgie*, 1896, 10 sept.

**Magnin**. — *Quelques accidents de la lithiase biliaire*. Thèse de Paris, 1869.

**Mossé**. — *Accidents de la lithiase biliaire*. Thèse de Paris, 1880.

**Mayo-Robson**. — *On Gall-Stones and their treatment*, 1892, chap. IV, p. 75 à 112.

**Mac Donald**. — A Clinical Text. book of surgical diagnosis and treatment, p. 301. *Medical Record*, 1899, 4 février, p. 164.

**Robert Morris**. — Infection typhoïde avec foyer primitif dans la vésicule biliaire. *New-York medical Journal*, 28 janvier 1899, nᵒ 4, p. 122.

**Henry Morris**. — On the clinical confusion between distension of the Gall-Bladder and movable Kidney. *Brit. med. Journ.* 1895, vol. 1, 2 février, p. 238 à 243.

**Eving Mears**. — Distended Gall-Bladder simulating floating Kidney. *Transactions of the American Surgical Association*, mai 1899.

**Peabody**. — The diagnosis of Gall-Stones, *Medical News*, 1897, 24 avril, p. 513 à 516.

**Petersen**. — Pathologie und Therapie der Gallensteinkrankheit. *Beiträge zur klinischen Chirurgie*, XXIII Band, 3 Halft, 1899, p. 705.

**Ramond** et **Faitout**. — *Comptes rendus et mémoires de la Société de Biologie*, 26 déc. 1896, p. 1130.

**Ricard**. — *Concrétions calcaires et phosphatiques de la vésicule biliaire*. Thèse de Paris, 17 juin 1885.

**Riedel**. — Zur Pathogenese und Diagnose des Gallensteinkolikanfalles. *Mitteilungen a. d. Grenzgebieten d. Medicin. u. Chirurgie*, 1898, p. 167 à 274.

**Rheinstein**. — Palpation de la vésicule biliaire. *Berliner klinische Wochen-schrift*, 1891, 21 décembre, p. 1211 à 1215.

**Souville**. — *Cholécystite scléreuse d'origine calculeuse*. Thèse de Paris, 6 février 1895.

**Soupault**. — *Manuel de Diagnostic médical de Debove et Achard*, t. I, 1899, p. 405 et 406.

**Terrier**. — Traitement chirurgical de l'angiocholite et de la cholécystite infectieuses. *Revue de Chirurgie*, décembre 1895, p. 965 à 986.

**Terrier**. — *Gazette hebdomadaire de Médecine et de Chirurgie*, 21 décembre 1895, p. 603.

**Vergriete**. — *Sur les causes d'erreur dans le diagnostic de la lithiase biliaire*. Thèse de Paris, 15 février 1899.

**Wendel**. — Signes et diagnostic de la cholélithiase dans l'enfance et la jeunesse. *Medical Record*, 1898, 9 juillet, p. 41 à 45.

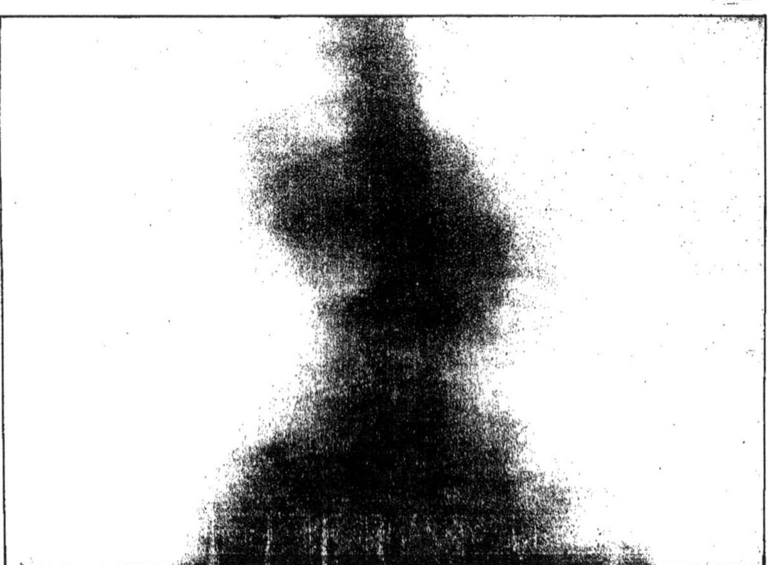

Radiographie du Dr de Bourgade La Dardye.          Photogravure de E. Lackerbauer.

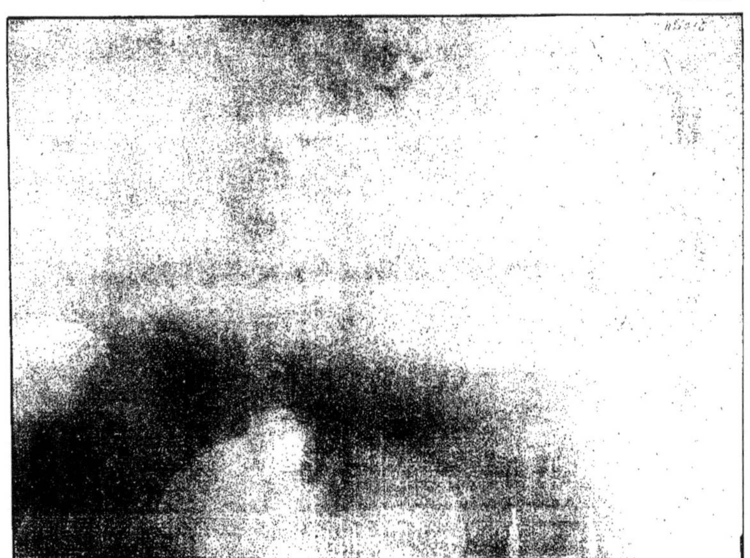

Radiographie du D<sup>r</sup> de Bourgade La Dardye.

Photogravure de E. Lackerbauer.

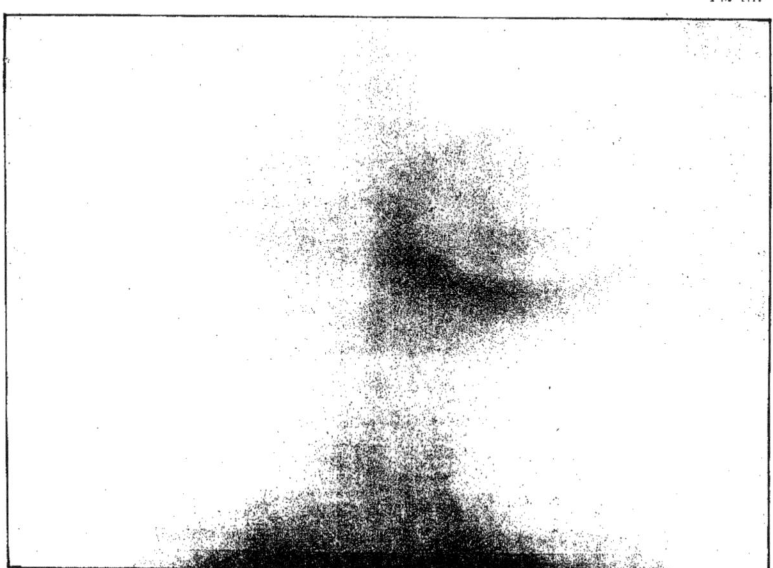



Radiographie du Dr de Bourgade La Dardye.

Photogravure de E. Lackerbauer.

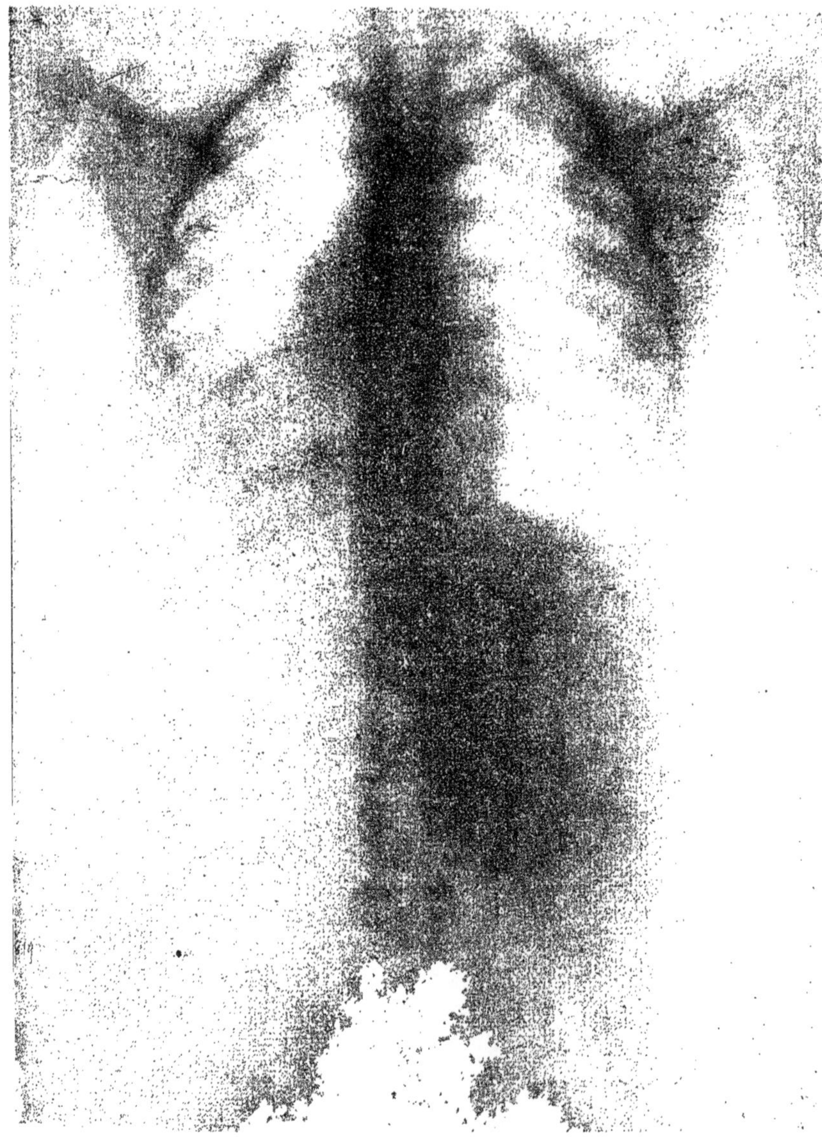

Radiographie du Dr de Bourgade La Dardye.          Photogravure de E. Lackerbauer.

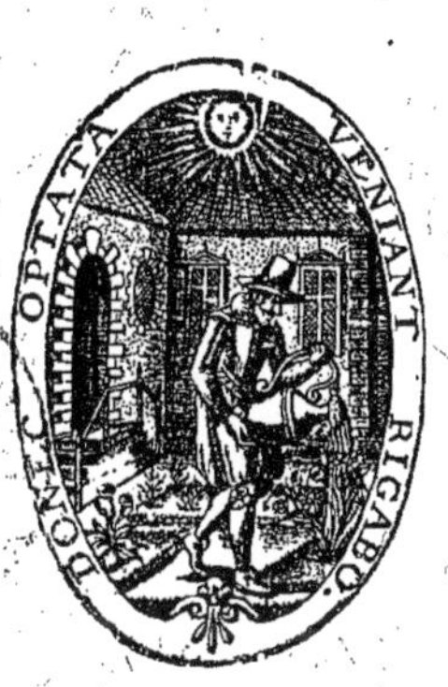


IMPRIMERIE A.-G. LEMALE, HAVRE

www.ingramcontent.com/pod-product-compliance
Ingram Content Group UK Ltd.
Pitfield, Milton Keynes, MK11 3LW, UK
UKHW020027100726
13658UKWH00003B/1158